Mejor prevenir que curar

Ganarle años a la vida y llenar de vida los años

Dr. Jesús Sánchez Martos

Papel certificado por el Forest Stewardship Council®

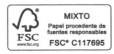

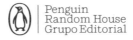

Primera edición: marzo de 2022

© 2022, Jesús Sánchez Martos
© 2022, Penguin Random House Grupo Editorial, S. A. U.
Travessera de Gràcia, 47-49. 08021 Barcelona
Infografías: Daniel Castiñeiras
Imágenes de p. 67: Jmarchn / CC-BY-SA-3.0 y National Eye Institute,
National Institutes of Health / Wikimedia Commons
Icono (estetoscopio): Web1 Technology

Printed in Spain – Impreso en España

ISBN: 978-84-666-7118-7
Depósito legal: B-893-2022

Compuesto en M. I. Maquetación, S. L.

Impreso en Liberdúplex
Sant Llorenç d'Hortons (Barcelona)

BS 7 1 1 8 7

A Conchi, porque siempre ha estado
a mi lado a pesar de tanto

A mis hijos Javier y Miguel,
por su continuo apoyo incondicional

Y a Javier y Noelia, mis nietos, que son
el mejor regalo que me ha dado la vida
al permitirme llegar a ser abuelo

Índice

Prólogo

Jesús Sánchez Martos es el «doctorcito». Pero no un doctorcito cualquiera, sino el nuestro, el de millones de españoles. Apareció en nuestras vidas en plena pandemia, con su sempiterno traje azul y esas gafas de pasta que le dan un aire profesoral. Y desde el primer momento supimos que este doctorcito era el que necesitábamos. Ustedes y nosotros. Porque la memoria nos ayuda a mitigar los recuerdos dolorosos, pero venimos de una época no dura, sino durísima.

No le tuvimos que dar ninguna indicación. Jesús supo conectar con los millones de personas que veían *Sálvame* durante la pandemia para evadirse de una realidad lúgubre y poco esperanzadora. Con un tono didáctico y tendente al optimismo, nos enseñó a hacer frente a un virus que tanto dolor ha causado a todos. Hablar con él a diario nos hacía ser más conscientes de lo que estaba pasando y nos enseñó a no dejarnos llevar por esos bulos que cada vez son más frecuentes en cualquier tipo de información. Jesús desmontaba teorías conspiratorias, nos quitaba miedos, reñía a algunos fabricantes por intentar cobrarnos como artículos de lujo elementos que eran de primera necesidad y empujaba a los políticos a tomar medidas dictadas por el sentido común. En definitiva: nos inspiraba confianza.

Jesús, nuestro doctorcito, también nos infundió paz durante la pandemia y sigue haciéndolo semanalmente en *Sálvame*. Es de lo mejor que le ha ocurrido al programa porque siempre que viene aprendemos cosas nuevas. Se ha convertido en habitual que cada uno de los que allí trabajamos le cojamos por banda cuando creemos que nos pasa algo, por leve que sea. Él, como tiene mucha paciencia y le gusta su oficio, nos atiende con cariño y siempre tiene la solución acertada. Ama su trabajo con pasión y eso se nota, de ahí que este libro sea también una joya. Un auténtico lujo al que podremos acudir siempre que tengamos alguna duda sobre nuestra salud. Así, con *Mejor prevenir que curar*, Jesús Sánchez Martos se convertirá en nuestro médico de cabecera y luego, cuando tengamos que ir a un especialista, ojalá topemos con otro profesional como él: un ser humano cálido y comprensivo.

Por mi parte, Jesús, solo puedo añadir mi deseo de que podamos disfrutarte muchos años en nuestro programa. Es una maravilla que alguien con tu sabiduría acepte compartir sus conocimientos con todo ese público de *Sálvame* que te adora. Al igual que lo hacemos todos los que tenemos la suerte de trabajar contigo.

JORGE JAVIER VÁZQUEZ

Introducción

Dale a un hombre un pez y comerá un día,
enséñale a pescar y comerá todos los días.

Proverbio chino

¿Cuántas veces hemos escuchado o leído que es «mejor prevenir que curar»? Es, sin duda, la expresión a la que más recurrimos todos los que nos dedicamos a la prevención de las enfermedades y a la educación para la salud de la población, pero también se utiliza en todos los ámbitos de la vida, y no solo en relación con la salud y la enfermedad; mejor evitar que algo malo pueda suceder, y por eso tomamos las medidas necesarias, sobre todo cuando conocemos las causas o los «riesgos» para que pueda ocurrir. El popular refrán «más vale prevenir que curar» también fue utilizado en la literatura y en el teatro, como en la obra de Miguel Delibes *Cinco horas con Mario*.

Siempre es mejor utilizar los «cortafuegos» para evitar un incendio que los «apagafuegos» cuando las llamas ya se han extendido, aunque son imprescindibles cuando esto sucede.

Se le atribuye esta expresión a Erasmo de Róterdam, filósofo y humanista holandés de los siglos XV y XVI, uno de los más grandes eruditos del pensamiento renacentista, que la incluyó en su obra *Adagios*, en la que recogía ochocientos proverbios haciendo alusión también al ámbito político, laboral y social; no en vano, el incremento de muertes por accidentes laborales y enfermedades profesionales, por accidentes de tráfico y por enfermedades infecciosas, nos obliga a recordar que siempre es «mejor prevenir que curar».

La Organización Mundial de la Salud defiende desde hace muchos años que «tratar» las enfermedades ya no es suficiente, porque es mucho más costoso en todos los sentidos, y por ello aboga por prevenir los accidentes y las enfermedades, porque la salud depende de una combinación de factores biológicos y ambientales, de los diferentes sistemas sociosanitarios, de nuestros personales «estilos de vida» y de los cada vez más frecuentes avances de la tecnología y de la ciencia médica que, gracias al conocimiento de nuestro genoma, nos ofrece un tratamiento personalizado, siempre fundamentado en la más rigurosa evidencia científica.

La salud es responsabilidad de los gobiernos y sus autoridades sanitarias, pero también de nuestra actitud ante la vida y de nuestra aptitud en cuanto a los hábitos saludables que debemos practicar. Pero, para conseguirlo, es fundamental que el conocimiento de la ciencia médica esté al alcance de todos, con el rigor necesario, pero también con la facilidad de entendimiento que cada persona necesita.

No cabe duda de que una persona bien informada es mucho más difícil que enferme, y que un enfermo bien informado es mucho más fácil que pueda controlar su enfermedad y, en muchos casos, llegar a curarse. Y la verdad es que hoy vivimos en un mundo globalizado que nos facilita a todos el acceso a toda la información, pero «más no siempre es mejor»; es decir, que tener más información no siempre implica que se esté mejor informado. No todo lo que nos dice el «Dr. Google» es cierto y en muchas ocasiones sus datos pueden llegar a ser peligrosos para la salud.

Es cierto que hoy no nos podemos quejar de la falta de información, pero, como digo, no siempre más es mejor; lo estamos comprobando ahora con la gran cantidad de información que recibimos en torno al SARS-CoV-2, el cruel virus que protagoniza la pandemia de la COVID-19 a la que nos enfrentamos. Cuando la información carece del rigor necesario, contribuye a aumentar el miedo y la incertidumbre, que aprovechan los «negacionistas» de la enfermedad y de las vacunas que tantas vidas han salvado y seguirán salvando, a pesar de las posibles complicaciones que puedan conllevar, porque, como sabemos, en ciencia y en medicina «no existe el riesgo cero».

Este es el objetivo principal del libro que tiene en sus manos: contribuir a mejorar la información de la población para ayudar a prevenir todas aquellas situaciones que pueden llegar a poner en jaque nuestra salud, y que no tengamos que utilizar el popular refrán que nos recuerda que «solo nos acordamos de santa Bárbara cuando truena», haciendo alusión a que solo pensamos en la salud cuando nos falta.

En este sentido quisiera agradecer a los dos grandes profesionales de la comunicación que abren y cierran esta modesta obra, porque ambos me han ayudado a conseguir este objetivo a lo largo de mi vida profesional, como médico y como divulgador de la salud.

Gracias, querido Jorge Javier Vázquez, porque desde el principio de la triste pandemia de coronavirus me has facilitado, junto a los directivos de la productora La Fábrica de la Tele y del programa *Sálvame*, acercarme cada día a más de dos millones y medio de ciudadanos con mis consejos de salud. Gracias a todos por vuestro respeto y vuestro cariño. Y a ti, Jorge Javier, por abrir este libro con el prólogo.

Y gracias, cómo no, al «gran maestro de la comunicación en salud», Ramón Sánchez-Ocaña, pues desde mis inicios fuiste para mí el gran referente de cómo se debe hacer la divulgación sanitaria con criterios científicos y de la forma más cercana a la población general. Nos has enseñado a todos que, si queremos hacer educación para la salud, hemos de saber hacer fácil a los demás lo que para nosotros fue difícil de aprender. Tarea nada sencilla, pero que tú siempre has hecho con una gran maestría. Gracias, Ramón, por cerrar este libro con tu epílogo, que sin duda constituye un broche de oro.

1

Doctor, me duele mucho la cabeza. ¿Qué puedo hacer?

¿Quién no ha padecido alguna vez un dolor de cabeza y ha tomado algún analgésico por su cuenta o porque algún familiar o amigo se lo haya recomendado? ¿O quizá porque recuerda que en otra ocasión su médico le recetó un medicamento para ese molesto dolor de cabeza con el que mejoró notablemente?

¿Qué puede y debe hacer si sufre un dolor de cabeza? En principio le diré lo que no debería hacer; desde luego no debería preocuparse en exceso, porque el dolor de cabeza o cefalea es el síntoma por el que con más frecuencia las personas asisten a las consultas de atención primaria y también a los servicios de urgencia de los hospitales, y afortunadamente la mayoría de los casos, más del 90 %, se deben a problemas benignos que no suponen un riesgo vital.

Tampoco le recomiendo fiarse de los consejos que le puede ofrecer el «Dr. Google» a través de internet, ni automedicarse como solución, sobre todo porque el dolor de cabeza es un síntoma «de alerta» que muchas veces es la verdadera punta del iceberg de distintas enfermedades que necesitan de un diagnóstico y tratamiento específico e individualizado. Además, el abuso continuado de medicamentos analgésicos para el dolor de cabeza puede desencadenar una situación de cefalea crónica y permanente.

¿Cuáles son los dolores de cabeza o cefaleas más frecuentes?

Normalmente los médicos diferenciamos las cefaleas primarias, que son las que no se asocian con ninguna enfermedad que justifique su desarrollo, y las cefaleas secundarias, que son las que forman parte del cortejo sintomático de diversas enfermedades.

En cuanto a las cefaleas primarias, las más frecuentes son las cefaleas tensionales, que cursan un dolor de cabeza general como en «casco» y que se asocian con la falta de sueño reparador, el estrés, la ansiedad y el consumo de tabaco y alcohol; las jaquecas o migrañas, que por su importancia y frecuencia trataremos en detalle, y las cefaleas «en racimos», que se caracterizan por un dolor muy profundo detrás de los ojos y que se irradia a la frente, las sienes o las fosas nasales.

Entre las cefaleas secundarias, las más frecuentes se asocian a los procesos febriles en general, pero también lo son las que acompañan a enfermedades respiratorias y metabólicas, a los traumatismos craneoencefálicos, a las enfermedades cerebrovasculares, a los tumores cerebrales y a las provocadas por el consumo de alcohol, tabaco y otras drogas.

Tipos de cefaleas o dolores de cabeza	
Cefaleas primarias	Cefaleas secundarias
• No se corresponden con ninguna enfermedad de base, pero pueden ser la punta del iceberg de alguna de ellas • Jaquecas y migrañas • Cefaleas tensionales • Cefaleas en racimos	• Procesos febriles • Enfermedades respiratorias • Hipoglucemias • Alteraciones visuales • Enfermedades cerebrovasculares • Traumatismos craneoencefálicos • Tumores cerebrales • Consumo de alcohol, tabaco y otras drogas

¿En qué se diferencian las migrañas del resto de los dolores de cabeza?

Cefalea es un término griego que significa «dolor de cabeza», mientras que *jaqueca* y *migraña* son términos que significan lo mismo y son los dolores de cabeza más frecuentes, pues afectan a más de 136 millones de personas en Europa. Muchas veces las padecen en silencio, siendo incomprendidas por sus familiares, sus amigos y su entorno laboral, ya que es una enfermedad que podemos considerar como «sin papeles», pues no se puede demostrar por un análisis de sangre ni por una resonancia magnética nuclear o un tac.

Precisamente por su gran frecuencia y su implicación directa en la calidad de vida de los pacientes, a pesar de ser un síntoma, la Organización Mundial de la Salud, en la actualidad, la considera la octava enfermedad más discapacitante. En ocasiones, puede tener características hereditarias, aunque todavía no se han podido identificar los genes responsables, y es tres veces más frecuente en las mujeres, con una mayor incidencia entre los 25 y los 55 años.

Se trata de un dolor de cabeza episódico y recurrente que se localiza en una de las mitades de la cabeza (*migraña* significa «hemicránea»), con una duración de entre 4 y 72 horas; los pacientes notan dolores pulsátiles e intermitentes, como los latidos del corazón en la cabeza, o como un martilleo rítmico y continuado, de una duración que varía entre las 2 o 3 horas hasta, a veces, los 2 o 3 días, y que con frecuencia se acompañan de náuseas, vómitos, molestias oculares ante los reflejos luminosos o fotofobia y molestias ante los ruidos y diferentes sonidos, que conocemos como sonofobia o fonofobia.

¿En qué consiste el «aura de las migrañas» y para qué sirve?

En algunas ocasiones, aproximadamente entre 20 y 25 de cada 100 pacientes tienen la sensación de que la migraña o jaqueca aparecerá en breve. Es lo que denominamos «aura»: notan luces brillantes, manchas negras o puntos de luz que se encienden y apagan, unos 15-20 minutos o incluso una hora antes de que comience realmente el dolor, como si de una verdadera premonición se tratara. Los pacientes consideran estas alteraciones sensoriales como un signo de alerta de que en breves minutos aparecerá su dolor de cabeza, razón de más para que, como veremos luego, siempre sea aconsejable llevar un diario personal del dolor de cabeza, que tanto nos ayudará a los médicos para orientarnos sobre un diagnóstico más preciso.

¿Cómo se puede llegar a un diagnóstico definitivo del dolor de cabeza?

Primero, por una adecuada anamnesis en la consulta del médico, es decir, mediante el conjunto de datos que nos cuenta el paciente y que son fundamentales en una completa historia clínica, acompañada de la exploración y pruebas complementarias necesarias, además de la ayuda del diario del dolor de cabeza.

El paciente acude a la consulta por su dolor y precisamente esa característica personal es la que nos puede ayudar a realizar un correcto diagnóstico. Es fundamental que tengamos presente que el dolor es un síntoma subjetivo, que no podemos medir con ningún análisis de sangre o cualquier otra prueba complementaria, por lo que siempre debemos creer lo que nos cuenta el paciente, y que podemos trasladar al «dolorímetro», que consiste en una escala visual analógica que nos ayudará a cuantificar ese dolor subjetivo: el paciente puntuará su dolor en esa escala de 0 a 10, con lo que el médico tendrá el primer punto de partida para valorar la situación clínica. Como siempre, todos los profesionales sanitarios debemos estar adecuadamente entrenados en habilidades de comunicación para escuchar de forma activa a los pacientes, pues es importante lo que cuentan y cómo lo cuentan.

El dolor puede localizarse en una mitad de la cabeza (hemicraneal), en una zona específica como la zona frontal o afectar a toda la cabeza de forma más general (dolor en casquete de la cabeza). La intensidad suele ser moderada o severa, aunque a veces puede llegar a ser realmente incapacitante necesitando reposo, por lo que con frecuencia es motivo de absentismo y bajas laborales.

La frecuencia con la que aparecen los episodios dolorosos, que suele oscilar entre 4 y 5 mensuales, también es un dato esencial para que el médico pueda orientarse hacia el diagnóstico más preciso.

Asimismo, conocer la duración de las crisis es fundamental; en las migrañas no suelen sobrepasar las 24 horas, aunque pueden oscilar entre las más suaves, que suelen durar 3 o 4 horas, y las más molestas y que afectan claramente a la calidad de vida, que pueden llegar incluso a durar hasta 3 días.

Es importante saber si el dolor se acompaña de un cortejo sintomático que también ayudará para llegar al diagnóstico: náuseas, vómitos, mareos, alteraciones visuales, fotofobia y fonofobia, además de resaltar en la historia clínica las situaciones de la vida diaria que pueden desencadenar o empeorar el dolor, como la menstruación o el estrés, y las que ayudan a que se alivie o incluso que desaparezca, como el reposo y el silencio.

Tras la anamnesis y la exploración clínica general y neurológica, sin olvidar nunca la exploración del fondo de ojo realizada por el neurólogo y el oftalmólogo, nos apoyaremos en las pruebas complementarias necesarias: los diferentes análisis de sangre, electroencefalograma, punción lumbar si procede, y las técnicas de diagnóstico por imagen, como las radiografías, ecografías, tac craneal, resonancia magnética nuclear y angiotac.

¿Cómo podemos tratar los dolores de cabeza mientras no nos pueda ver nuestro médico?

El tratamiento de los síntomas como norma general nunca es lo más recomendable ni ante el dolor de cabeza ni en cualquier tipo de dolor, porque con mucha frecuencia es una señal de alarma de que algo no funciona adecuadamente en nuestro organismo.

Es primordial poder llegar al diagnóstico más preciso en cada caso, y de esta forma tratar la causa que desencadena cualquier tipo de cefalea.

Lógicamente, nuestro médico nos recomendará un tratamiento analgésico para mejorar nuestra calidad de vida, pero lo hará conociendo los posibles efectos adversos o secundarios y teniendo presente, por ejemplo, si el paciente padece una hipertensión arterial o toma anticoagulantes, pues en estos casos el ibuprofeno no es el medicamento más recomendable.

Luego, y cuando llegue al diagnóstico clínico, el paciente utilizará los medicamentos más eficaces en cada caso: analgésicos antiinflamatorios, betabloqueantes y antidepresivos, entre otros. Recientemente se han aprobado varios fármacos denominados «anticuerpos monoclonales» que, aunque se desarrollaron para el tratamiento del cáncer, están dando buenos resultados en las cefaleas persistentes.

Hoy también contamos con resultados muy satisfactorios en cuanto al uso de la toxina botulínica, sobre todo en la prevención de la aparición de nuevas crisis, pero siempre siguiendo las indicaciones de los médicos especializados.

Es aconsejable tomar baños de agua templada, el reposo en una habitación silenciosa y oscura, así como utilizar las diferentes técnicas de relajación y la fisioterapia con masajes en el cuello y la nuca, o cualquier otro que decida nuestro fisioterapeuta.

¿Por qué es aconsejable llevar un diario del dolor de cabeza?

Es muy recomendable que cualquier persona que sufra con frecuencia un dolor de cabeza apunte todo lo que entienda oportuno en su diario personal del dolor de cabeza porque, sin duda, le servirá, y mucho, al médico a la hora de establecer un diagnóstico diferencial. Estas son las cosas que les aconsejo que apunten:

- Fecha, hora y clima de ese día.
- ¿Ha notado la presencia de «aura» antes de que aparezca el dolor de cabeza? ¿Cuánto tiempo antes?
- Alimentos ingeridos antes de la crisis.
- Ambiente en el que se desencadena el dolor de cabeza: estrés, discusiones, falta de sueño reparador, fiesta en la noche anterior…
- Alcohol consumido y número de cigarrillos.
- Medicamentos que ha tomado y que alivian su dolor de cabeza.
- Cualquier otra situación que mejora la cefalea.

¿Cómo podemos prevenir esos dolores de cabeza que tanto afectan a nuestra calidad de vida?

Es elemental tener presente que siempre es mejor prevenir que lamentar. Los dolores de cabeza, con mucha frecuencia, se pueden prevenir siguiendo cada uno de los puntos que recogemos a continuación en nuestro decálogo, que tiene su fundamento en los factores de riesgo más habituales en el desarrollo de las cefaleas.

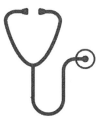

Decálogo para la prevención
de los dolores de cabeza

1. Apuntar todo lo que creamos procedente en nuestro «diario del dolor de cabeza», especialmente su relación con los cambios hormonales de la ovulación, la menstruación o la menopausia.
2. No abusar nunca de la automedicación con analgésicos, porque pueden ser los desencadenantes de las cefaleas crónicas, que alcanzan el 4-5 % de todos los dolores de cabeza, además de los posibles efectos secundarios sobre el estómago, los riñones o el hígado.
3. No consumir alcohol, tabaco ni, por supuesto, el resto de las drogas adictivas.
4. Evitar comidas copiosas, el sobrepeso y la obesidad, cumpliendo las reglas de nuestra dieta mediterránea. Apuntar en nuestro diario los alimentos que pueden asociarse a la presentación de las cefaleas.
5. Controlar siempre las posibles situaciones de estrés en el trabajo y en todos los ámbitos de nuestra vida diaria.

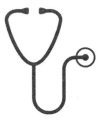

6. Dormir como mínimo 6-7 horas de sueño reparador al día. Es fundamental evitar en todo lo posible los ambientes demasiado ruidosos.

7. Es mucho mejor una cabezada de unos 20 minutos que las siestas «de pijama y orinal», como las llamaba nuestro premio Nobel de Literatura Camilo José Cela.

8. Cuidar mucho el tiempo de exposición al sol, que además nos ayudará a prevenir el cáncer de piel.

9. Disfrutar del ocio saludable y el tiempo libre, tratando de evitar las situaciones de «soledad obligada» provocadas por las circunstancias sociales y familiares, y no abusar de las nuevas tecnologías, como el ordenador, las tabletas o los teléfonos móviles.

10. Confiar en los consejos de nuestros profesionales sanitarios (médicos, enfermeros, farmacéuticos, etc.) y no en los remedios caseros que ofrece diariamente Google. En internet podemos encontrar páginas fiables sobre el dolor de cabeza, como www.dolordecabeza.net.

2

Doctor, cada día oigo peor.
¿Me estoy quedando sordo?

Si se hace esta pregunta, es posible que últimamente se haya dado cuenta de que tiene que subir el volumen de la televisión o de la radio para entender lo que dicen, o bien que cuando está entre amigos no llega a escucharlos bien y trata de apoyarse mirando a los labios de quien está hablando o inclinándose hacia él.

Le propongo que antes de entrar en materia conteste a este breve test de autochequeo para valorar su capacidad auditiva:

- ¿Necesita subir el volumen de la radio o de la televisión con demasiada frecuencia?
- ¿Escucha bien las conversaciones a través del teléfono o a veces utiliza el altavoz para entender mejor a su interlocutor?
- ¿Necesita subir la voz cuando está en un restauran-

te o cualquier otro sitio ruidoso para que le entien-
dan?

- ¿Tiene la sensación de que los demás hablan demasiado bajo?
- ¿Es capaz de mantener una conversación cruzada
sin problema?
- ¿Tiene usted que mirar a la cara o a los labios de la
persona con la que está hablando para entenderla
mejor?

Recordemos cómo percibimos los sonidos a través del oído

Vivimos en una sociedad que parece rendir culto al ruido,
un mundo de sonidos, a menudo desagradables, que cada
vez aceptamos más como un efecto colateral o un mal
necesario del desarrollo industrial. Además, parece que
solo valoramos los riesgos de los ruidos con los que con-
vivimos cuando comenzamos a darnos cuenta de que cada
vez oímos peor.

El oído es uno de los órganos más importantes que nos
sirve como «voz de alarma» ante el peligro, y nos ayuda a
relacionarnos con los demás, desarrollando nuestro lenguaje y potenciando nuestro intelecto.

Las ondas sonoras que viajan por el aire son captura-
das por el pabellón auditivo o auricular, que tiene forma
de embudo y es la entrada al oído externo, hasta llegar al

tímpano, una membrana elástica que vibra de acuerdo con las frecuencias de los sonidos. Esa vibración se transmite al oído medio a través de la cadena de huesecillos: el martillo, el yunque y el estribo, que son los que amplifican el sonido para que pueda llegar al oído interno, concretamente a la cóclea, una complicada pero perfecta estructura que es el verdadero órgano auditivo. Esta tiene forma de caracol y contiene un líquido que forma verdaderas olas minúsculas, que mueven los estereocilios de las más de 15.000 células sensoriales.

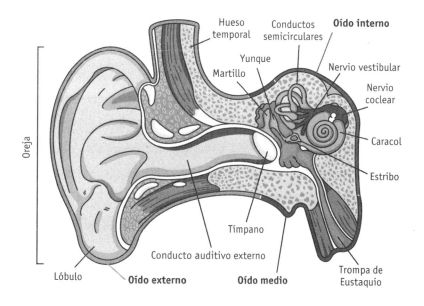

Esquema de la anatomía del oído

Estas células ciliadas se agrupan en paquetes y son las responsables, junto a los neurotransmisores, de convertir el movimiento del líquido y las vibraciones en señales eléctricas que comienzan su camino a través del nervio auditivo hasta el cerebro, órgano responsable de reconocer los diferentes tipos de sonido y archivarlos, como si de un disco duro se tratara, para recordarlos cuando volvemos a escucharlos y así entender todo lo que sucede a nuestro alrededor.

¿Existen diferentes tipos de hipoacusia o sordera?

El sonido se mide en decibelios (dB) a través de una escala logarítmica que es, precisamente, la forma en la que el oído percibe todos los sonidos.

Cuando hablamos de hipoacusia nos referimos a una persona que sufre una pérdida auditiva que no supera los 70 dB, mientras que si es mayor se diagnostica una sordera. En ambos casos, lo que sucede es que se tiene una clara dificultad, más o menos intensa, para escuchar bien los sonidos agudos como un silbido.

Se distinguen diferentes tipos de hipoacusias:

- Hipoacusias de conducción o de transmisión: cuando existe alguna lesión, localizada en el oído externo o en el oído medio, o un objeto que impide que las ondas sonoras pasen hacia el oído medio, como puede ser un tapón de cera.
- Hipoacusias neurosensoriales o de percepción: la lesión puede estar localizada en el oído interno funda-

mentalmente en la cóclea o en el nervio auditivo, por lo que la percepción de los sonidos estará alterada.

- Hipoacusias mixtas: como las de conducción o de transmisión y las neurosensoriales o de percepción.

Límites de decibelios (dB) en distintas situaciones cotidianas
• 140 dB: un estadio de fútbol durante un partido
• 130-140 dB: un avión al despegar o la música de una discoteca
• 120 dB: el ruido de los fuegos artificiales o de un martillo neumático
• 110-120 dB: la música de un concierto o el ruido de una taladradora
• 90-100 dB: el tráfico
• 80 dB: un tren en marcha o la alarma del despertador
• 50-60 dB: personas comiendo en un restaurante
• 40-50 dB: la intensidad del sonido en una conversación normal
• 10 dB: el silencio de la noche con una respiración normal

¿Cuáles son las causas más frecuentes de la sordera?

La sordera puede tener su origen durante el embarazo, debido a algunas alteraciones genéticas, o bien por enfermedades de la madre durante la formación del embrión, como la toxoplasmosis o la rubeola, por problemas de oxigenación del recién nacido durante el parto, o por la «ictericia del recién nacido», porque el aumento de la bilirrubina puede llegar a lesionar el nervio auditivo.

También es posible que la sordera sea consecuencia de enfermedades infecciosas como la meningitis, las paperas o el sarampión, infecciones crónicas y repetitivas del oído, diferentes lesiones traumáticas, así como debido al empleo de determinados medicamentos ototóxicos (antibióticos como la estreptomicina, la gentamicina o la neomicina), algunos quimioterápicos, determinados diuréticos y el ácido acetilsalicílico. Por lo que en este caso es fundamental no automedicarse nunca con antibióticos, pues pueden ser los desencadenantes del problema.

Por otra parte, el 35-40 % de las sorderas son consideradas como «profesionales o laborales» y se suelen instaurar de forma lenta y progresiva: trabajadores de la construcción, por el uso del martillo neumático, carpinteros por las sierras eléctricas, personal de las lavanderías por el ruido de las máquinas, peluqueros debido al uso de varios secadores al mismo tiempo, los modernos DJ y los camareros en las discotecas, etcétera.

Pero también observamos, y cada vez con más frecuencia, verdaderas sorderas entre nuestros jóvenes como consecuencia de la exposición al ruido excesivo y el abuso de las nuevas tecnologías del sonido.

Y como es lógico, también las hipoacusias o sorderas

se asocian con frecuencia con el envejecimiento; se conocen como «presbiacusias», y se producen por el desgaste y degeneración de las células sensoriales o por la falta de prevención. La mayoría de los estudios relacionan un tercio de las sorderas con personas mayores de 65 años, llegando al 70 % cuando se cumplen los 70, y al 93 % en mayores de 80 años.

¿Cómo se puede diagnosticar una sordera?

El otorrinolaringólogo será quien realice una completa historia clínica y una exploración física, apoyándose en la moderna tecnología de la especialidad.

- El otoscopio. Se trata de un aparato que puede estar conectado a una pantalla exterior (videootoscopio), que abre el conducto auditivo y, gracias a su fuente de luz, nos permite ver tanto si existe algún objeto extraño en el conducto auditivo externo como las características del tímpano.
- Audiometría. Para conocer la capacidad auditiva de cada uno de los oídos, utilizamos el audiómetro, que nos ofrecerá distintos tipos de intensidad y frecuencias, subiendo o bajando el volumen, que es la velocidad de las vibraciones de las ondas del sonido.
- Acumetría o «prueba del diapasón». Se evalúa la capacidad auditiva con el apoyo de un diapasón, una

prueba no invasiva, sencilla y de fácil interpretación, que nos ayuda en el diagnóstico tanto de la hipoacusia de transmisión como de la neurosensorial.

- Pruebas complementarias. Nos apoyaremos siempre en la analítica de sangre necesaria en cada caso y en los cultivos de las posibles secreciones del oído, además de las pruebas de imagen como la radiografía del cráneo y de la región mastoidea, el tac, la resonancia magnética nuclear y a veces una arteriografía.

¿Cuál es el mejor tratamiento para llegar a recuperar la función auditiva?

El otorrinolaringólogo evaluará las posibles causas de la pérdida auditiva, y en función de los resultados de la exploración clínica, aconsejará el mejor remedio en cada caso. Si este consiste en el uso de un audífono, lo más recomendable será asistir a un centro especializado y escuchar los consejos del audioprotesista, que será quien nos ofrecerá la mejor solución y de forma personalizada.

Es verdad que un audífono no es la solución curativa de ninguna sordera, pero también lo es que mejora de forma notable la capacidad auditiva, los ruidos o acúfenos y, en definitiva, la calidad de vida, personal y social de todos los pacientes, además de que contribuye a disminuir los accidentes de tráfico y laborales.

Si la causa de la pérdida auditiva es más severa y profunda, es posible que nuestro especialista nos recomiende realizar una sencilla intervención quirúrgica para colocar un implante coclear.

En el caso de que exista una lesión traumática del tímpano, la solución será realizar una timpanoplastia, una pequeña y segura cirugía para reconstruirlo que se suele hacer de forma ambulatoria.

Y si la pérdida de audición se debe a una infección, se utilizarán corticoides y los antibióticos más adecuados en cada caso, huyendo siempre de la automedicación porque, como hemos mencionado anteriormente, hay muchos medicamentos ototóxicos, especialmente algunos antibióticos.

¿Se pueden prevenir todas las sorderas?

Hoy sabemos que el 60 % de las sorderas se pueden prevenir, tanto a nivel personal y familiar como en todos los entornos laborales, donde se debe cumplir con toda la legislación vigente, porque el deterioro auditivo conlleva siempre una disminución de la capacidad de comunicación social, lo que con frecuencia se traduce en un aislamiento social de quienes la padecen, y de una forma especial en el aumento de la soledad de nuestros mayores.

En cuanto al entorno laboral, y con el objetivo de prevenir las sorderas «profesionales», se debe respetar el límite de los 85 dB, y cumplir, tanto por parte de la empresa como del propio trabajador, al menos con los siguientes puntos esenciales:

- Aislamientos especiales y apantallamientos necesarios.
- Potenciar la insonorización en el puesto de trabajo.
- Utilizar silenciadores especiales.
- Emplear siempre los equipos de protección individual, que deben facilitar las empresas: tapones y cascos con auriculares aislantes del ruido, que siempre han de estar homologados.
- Revisiones periódicas desde el servicio médico de la empresa o las mutuas aseguradoras, según el caso, y realizar una audiometría anual.

Como hemos visto al principio de este capítulo, también nosotros debemos contribuir a la prevención de las sorderas con nuestro test de autochequeo, realizándolo al menos una vez cada 3 meses. Además, hoy las nuevas tecnologías nos facilitan la posibilidad de autoevaluar nuestra capacidad auditiva con diversas aplicaciones para los teléfonos móviles, que están disponibles de forma gratuita en español, tanto para los sistemas operativos de Android como los de iOS.

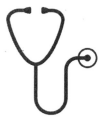

Decálogo para la prevención de las sorderas

1. Autoexplorarnos, respondiendo a nuestro test de autochequeo al menos una vez cada 3 meses.
2. Cumplir con el calendario de vacunación infantil, sobre todo para prevenir el sarampión, la rubeola, las paperas y la meningitis.
3. Evitar situaciones en las que el sonido supere los 80 dB, que es el límite entre la salud y el riesgo para nuestra capacidad auditiva.
4. No abusar de los auriculares para escuchar música al máximo volumen.
5. No automedicarse, sobre todo con antibióticos que pueden llegar a ser ototóxicos.
6. Respetar los niveles de ruido que son aceptados por la legislación vigente para contribuir a proteger nuestra salud auditiva y la de los demás.
7. Todas las empresas deben cumplir y hacer cumplir la normativa regulada en la Ley de Prevención de Riesgos Laborales.
8. Mantener una correcta higiene auditiva. Nunca utilizar bastoncillos o cualquier otro utensilio casero para limpiar el oído de la cera acumulada.

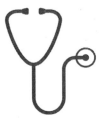

9. Desarrollar programas de educación para la salud en el medio laboral y en todas las escuelas desde las edades más tempranas.

10. Si oye cada vez menos y cuenta con más de 60 años, no lo deje pasar pensando que son achaques de la edad o que es «muy duro de oído». ¡Acuda a su médico cuanto antes!

3

Doctor, ¿el corazón puede doler?

Sí, claro que el corazón puede doler, de igual modo que cualquier otro órgano, ya que cuenta con los receptores específicos del dolor que se estimulan ante una agresión. Otra cosa muy diferente es que cualquier dolor, que en principio podamos pensar que proviene del corazón, en efecto sea así, pues ese dolor, aunque se localice en la zona cardiaca, puede tener un origen muy diferente.

El dolor es un síntoma subjetivo que «nos cuenta» la persona que lo padece, pero también es un verdadero signo de alarma de la existencia de alguna lesión y que los médicos podemos objetivar gracias al «dolorímetro».

El dolor que se localiza exactamente en el centro del pecho, se presenta de forma brusca, tiene un carácter opresivo y se irradia hacia el brazo izquierdo es muy posible que se deba a una cardiopatía isquémica, bien una angina de pecho, bien un infarto de miocardio. Este tema lo trataremos en profundidad en el capítulo 10.

Y si no es por un infarto, ¿por qué otras razones puede doler el corazón?

Primero recordemos que el corazón no se ubica en el lado izquierdo del pecho como muchas personas piensan. Su localización exacta es el centro del pecho, aunque con una ligera desviación hacia el lado izquierdo. Además, el corazón se halla en el tórax, y comparte espacio físico con los pulmones y el esófago.

Por otra parte, el diafragma es un potente músculo que separa anatómicamente el tórax y sus órganos de los que contiene el abdomen, pero estos siguen conectados fisiológicamente. Así, el esófago se localiza en el tórax y el estómago en el abdomen, pero ambos están en contacto a través del cardias, que está situado en el hiato esofágico.

Estas referencias anatómicas y fisiológicas de nuestro organismo nos sirven para poder entender mejor que, cuando duele el corazón, o creemos que nos duele, además de un infarto de miocardio o una angina de pecho, también podemos estar padeciendo otras dolencias que resumimos a continuación:

- Pericarditis, por una inflamación o infección, generalmente por virus, del pericardio, que es la membrana protectora que rodea el corazón.
- Pleuritis, debido a complicaciones respiratorias de una neumonía o un neumotórax; se sufre una infla-

mación de la pleura, la membrana que envuelve y
protege a los pulmones.

- Reflujo gastroesofágico, por una hernia de hiato. El
contenido ácido del estómago pasa al esófago, que
tiene una mucosa alcalina.
- Digestiones pesadas, que aumentan de forma con-
siderable la cámara de gases del estómago que se localiza en su parte más alta y en contacto directo con
el diafragma, concretamente donde descansa la base
del corazón.
- Una crisis de ansiedad, pues también puede provocar una sensación de ahogo y opresión en el pecho,
aunque no tiene nada que ver con ninguna patología
del corazón.

De todos modos, ante un dolor en el pecho que sea
opresivo y se acompañe de falta de aire, lo mejor es llamar
a emergencias o acudir al servicio de urgencias del hospital.

4

Doctor, me cuesta mucho quedarme dormido. ¿Tengo que tomar algún medicamento?

El hecho de que a alguien «le cueste mucho quedarse dormido» no puede, ni debe, ser la justificación para automedicarse con cualquiera de los fármacos que se han hecho muy populares y que se utilizan para inducir el sueño.

La razón es que casi todos estos medicamentos desarrollan una gran tolerancia —es decir, cada vez es necesario aumentar la dosis para conseguir el mismo efecto— y provocan una verdadera adicción que puede incluso desencadenar en un síndrome de abstinencia cuando se dejan de tomar de forma brusca y sin el consejo de nuestro médico.

¿En qué consiste el sueño saludable o sueño reparador?

¿Cuántas veces habrá oído decir que perdemos más de un tercio de nuestra vida durmiendo las 8 horas que recomendamos los médicos, para mantener un buen estado de salud? Nada más alejado de la realidad, porque lo cierto es que necesitamos dormir entre 7 y 8 horas para recuperar la energía que gastamos durante el día, reparar nuestro organismo y prepararnos para una nueva jornada de trabajo. Es como si nuestro organismo utilizara el sueño para «cargar nuestras baterías».

Durante el sueño saludable o sueño reparador, disminuyen casi todas las funciones de nuestro organismo porque no son tan necesarias como lo son durante el día: la tensión arterial, la temperatura corporal, la frecuencia cardiaca y respiratoria, nuestro tono muscular y la actividad cerebral disminuyen como también lo hacen las hormonas tiroideas y el cortisol.

El verdadero sueño reparador es el que dura entre 6 y 8 horas y se mantiene de forma continuada, gracias a las fases secuenciales del sueño: las fases no REM (de sueño lento) y las fases REM (de sueño rápido). REM, en inglés, es el acrónimo de «Rapid Eyes Movement», o «movimientos oculares rápidos», uno de los principios esenciales al estudiar las distintas alteraciones del sueño.

Las fases no REM constituyen el 75 % del total de nuestro sueño, y comienzan con un primer periodo de adormecimiento, pasando al sueño ligero, que poco a poco se va haciendo más profundo, dando paso a la fase REM; y así durante 4 o 5 ciclos a lo largo de la noche, con una duración de entre 90 y 110 minutos cada una. Son etapas del sueño en las que las ondas cerebrales son más lentas, disminuye nuestro tono muscular, aumenta la relajación y como consecuencia aumenta nuestra inmovilidad y el aislamiento sensorial, lo que hace que sea una fase en la que es más difícil despertar.

Las fases REM forman parte del 25 % de nuestro sueño total y acontecen tras cada fase no REM; en ellas aumenta nuestra actividad cerebral y el movimiento rápido de los ojos bajo los globos oculares, y con frecuencia vienen acompañadas de los sueños que a veces recordamos cuando despertamos.

¿A qué se debe realmente el insomnio?

Desde las sociedades científicas se define el insomnio como la incapacidad para iniciar o mantener el sueño durante la noche, o el despertar precoz, situaciones que se suelen acompañar de un malestar general, tanto a nivel social y laboral como personal.

El insomnio es la causa más frecuente de todas las alteraciones del sueño, afectando a entre el 15 y el 40 % de la población y a más del 60 % de las personas mayores de 65 años, debido a los cambios en los patrones del sueño, la disminución de la actividad física o la toma de muchos medicamentos.

Con mucha frecuencia, el insomnio puede ser la punta del iceberg de otras enfermedades como la depresión, el síndrome de estrés postraumático, la ansiedad, el hipertiroidismo, el síndrome de apnea del sueño, el síndrome de piernas inquietas, la incontinencia urinaria, el reflujo gastroesofágico, la EPOC (enfermedad pulmonar obstructiva crónica) y las enfermedades crónicas que cursan con dolor, como la fibromialgia o el síndrome de fatiga crónica. Por ello, insistimos en evitar la automedicación en todos los casos, para no «enmascarar» estas enfermedades, porque de hacerlo seguirán su progreso clínico con un claro deterioro de nuestra salud.

Muchas personas no consiguen dormir bien como consecuencia de la toma de algunos medicamentos antidepresivos, diuréticos para controlar la hipertensión arterial, o como parte del tratamiento de enfermedades de la próstata o de la vejiga, que les obligan a levantarse varias veces durante la noche a orinar; también algunos fármacos que se utilizan para tratar el asma, la alergia o los resfriados y que en su composición llevan cafeína, porque influyen directa o indirectamente en nuestros ritmos circadianos y la regulación de nuestro reloj biológico.

Pero esto no significa que debamos dejar de tomar estos medicamentos para recuperar nuestro sueño reparador, ya que el riesgo será mucho mayor que el beneficio. Debe ser nuestro médico quien valore la situación clínica de cada persona, cambie el medicamento por otro si es el caso, modifique las dosis o el horario de las tomas, o bien decida ayudarle a conciliar el sueño con un tratamiento personalizado.

El trabajo nocturno, los turnos rotatorios, los viajes transoceánicos frecuentes, el estrés social, laboral o familiar, el consumo excesivo de alcohol, tabaco, café, té o bebidas con cafeína y la obesidad también pueden ser los desencadenantes de algunas situaciones de insomnio, por lo que siempre debemos modificar nuestro estilo de vida antes de tomar cualquier medicamento.

Por cierto, el saber popular nos recuerda que es bueno tomar una copa antes de ir a dormir, porque es un depresor del sistema nervioso central y ayuda a conciliar el sueño; es cierto, pero olvidan decir que con mucha frecuencia nos impide alcanzar las fases de sueño profundo, despertándonos a media noche. En definitiva, el consumo habitual de alcohol hoy se considera como uno de los factores desencadenantes del insomnio.

¿Qué son los ritmos circadianos y qué relación tienen con el insomnio?

Para mantener un nivel de salud óptimo necesitamos estar despiertos y activos durante el día y descansar y dormir durante la noche, lo que conseguimos gracias a los cambios físicos y mentales que nos facilitan los ritmos circadianos o cronobiológicos, que responden a los estímulos lumínicos del día y la oscuridad de la noche. Nuestro organismo dispone de diversos relojes biológicos que se relacionan con la secreción de las hormonas, la regulación de la tensión arterial, la temperatura y las frecuencias cardiaca y respiratoria, y son realmente los responsables de nuestros ritmos circadianos.

Hoy sabemos que el exceso y abuso de la intensidad lumínica antes de ir a dormir constituye una de las principales y más frecuentes causas de la alteración de nuestro reloj biológico del sueño, sobre todo a la hora de conciliar la primera fase, que es la más importante de todas.

Por otra parte, el envejecimiento conlleva una disminución de la secreción de melatonina y empeora la regulación fisiológica de nuestros diferentes ritmos circadianos y especialmente el del sueño vigilia, por lo que el insomnio puede llegar a afectar incluso al 50-60 % de las personas mayores de entre 60 y 65 años.

¿Cómo se puede diagnosticar el insomnio y otras alteraciones del sueño?

Es fundamental conocer el patrón del sueño de cada persona: cómo conciliamos el sueño y su duración, cómo nos despertamos, la cantidad de veces que lo hacemos durante la noche, si padecemos sueño durante el día y si estamos tomando algún medicamento para ayudarnos a dormir.

Nuestro médico realizará una exploración clínica completa, cardiopulmonar y neurológica, para poder llegar mejor a un diagnóstico diferencial, teniendo en cuenta también las posibles alteraciones que puedan desencadenar situaciones de estrés, ansiedad o depresión, causas muy frecuentes de insomnio.

Los análisis de sangre completos y, especialmente, los niveles de nuestras hormonas tiroideas serán de gran ayuda para llegar al diagnóstico más certero en cada caso, así como determinar la presencia de sustancias tóxicas en la sangre o en la orina.

Si el médico lo cree oportuno, solicitará un tac o una resonancia magnética nuclear y una polisomnografía, esto es, una prueba que se realiza en las unidades del sueño de los centros sanitarios y que consiste en el estudio profundo de lo que sucede en nuestro organismo mientras estamos dormidos, analizando la presencia de las distintas fases del sueño.

¿Es peligroso tomar melatonina para poder dormir mejor?

La melatonina se ha hecho muy popular para el tratamiento del insomnio, y para conciliar el sueño tras un viaje transoceánico y así combatir los efectos del *jet lag* por los cambios bruscos de horarios, pero siempre se debería tomar con el consejo de nuestro médico.

Se trata de una hormona que segrega de forma natural la pineal, una glándula endocrina de nuestro cerebro, que tiene un tamaño similar a un guisante y cuyo objetivo consiste en regular adecuadamente nuestros ritmos circadianos y el verdadero reloj biológico del sueño. El estímulo natural para su secreción es la falta de luz, razón por la que normalmente aparecen las ganas de ir a dormir cuando llega la noche, y su presencia en nuestro organismo facilita el sueño saludable. Es conocida como la «hormona de la oscuridad», porque es la falta de luz lo que estimula su secreción de forma natural.

Es cierto que cada vez más estudios científicos demuestran que la melatonina es eficaz para tratar el insomnio, y en la mayoría de los países del mundo se considera como suplemento nutricional cuando la dosis del producto no supera 1 mg. En España, desde 2008, la Agencia Española de Medicamentos y Productos Sanitarios la considera como medicamento cuando se trata de dosis mayores a los 2 mg, y para su consumo se necesita de receta médica, igual que en el resto de Europa, mientras que en Estados Unidos se contempla únicamente como suplemento nutricional.

Estas diferencias contribuyen aún más a la incertidumbre de la población general, y su consecuencia es la automedicación con melatonina como un suplemento alimenticio que se puede adquirir en cualquier parafarmacia, o incluso en las grandes superficies comerciales y supermercados con «marcas blancas» propias de la cadena.

Es fundamental saber que la melatonina se debe tomar aproximadamente una hora antes de ir a dormir, hacerlo en un dormitorio totalmente oscuro, nunca con dosis superiores a los 2 mg y tampoco durante más de 4 semanas. Cuando se toma para conciliar el sueño por los efectos del jet lag, lo que realmente hacemos es «engañar» a nuestro organismo; si es de día cuando llegamos de viaje y tenemos que dormir para recuperar nuestro reloj biológico, nuestro organismo no segregará de forma natural melatonina porque, como sabemos, es necesario que sea de noche. La toma de este «medicamento» ayudará a que podamos conciliar el sueño como si fuera de noche.

¿Cuál es el mejor tratamiento para curar el insomnio?

La mayoría de los casos de insomnio alteran de forma importante nuestra calidad de vida, porque la falta de un sueño reparador durante la noche implica somnolencia diurna, falta de concentración en el trabajo, alteraciones de la memoria y disminución de los reflejos que pueden ser la causa de accidentes domésticos, laborales o de tráfico.

Solo cuando el insomnio es persistente y además se acompaña de una afectación diurna secundaria, es recomendable tomar algunos fármacos, que siempre deben ser aconsejados por nuestro médico. Desde 2010, la melatonina es considerada como el «primer medicamento de elección» para tratar el insomnio en los adultos y especialmente en las personas mayores de 65 años, ya que casi el 80 % de los casos son de origen cronobiológico y se trata de un medicamento que no produce ni tolerancia ni dependencia.

En el caso de que no sea suficiente, pasaremos al segundo escalón, representado por las benzodiacepinas, que siempre se deben utilizar con receta médica oficial y con la supervisión de nuestro médico. Nos referimos a medicamentos tan populares como el diazepam, el lorazepam o el alprazolam, entre otros, que desarrollan todos ellos el fenómeno de la tolerancia y que producen una gran dependencia, tanto física como psicológica.

Sus componentes farmacológicos son depresores de nuestro sistema nervioso central, por lo que causan una disminución de la memoria y nuestra concentración en el trabajo, además de poder ser los desencadenantes de accidentes domésticos, laborales y de tráfico, efectos que se potencian de forma exponencial cuando se añade el consumo de alcohol.

¿Qué podemos hacer para prevenir el insomnio?

Antes de tomar ningún medicamento, lo más recomendable es tratar de poner en práctica diversas medidas higiénico-dietéticas del sueño que, en muchas ocasiones, son suficientes para recuperar nuestro sueño saludable. Dichas medidas forman parte de nuestro estilo de vida personal, y las recogemos a continuación en nuestro decálogo.

En definitiva, merece la pena cambiar nuestro estilo de vida y mantener unos hábitos saludables para conseguir un sueño reparador, en lugar de automedicarse con fármacos que, como hemos visto, pueden poner en grave riesgo nuestra salud.

Si sigues haciendo las mismas cosas,
obtendrás siempre los mismos resultados.

ALBERT EINSTEIN

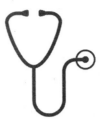

Decálogo del sueño saludable

1. No automedicarse en ninguna circunstancia. Siempre se deben tomar los medicamentos con el consejo del médico.
2. Mantener un horario regular a la hora de ir a dormir y despertar por la mañana.
3. La siesta es saludable siempre que no dure más de 20-30 minutos.
4. Practicar ejercicio físico moderado, pero de forma regular y nunca antes de ir a dormir, porque la actividad física es un estimulante de nuestro sistema nervioso central.
5. Evitar el consumo de alcohol, tabaco y alimentos excitantes como el chocolate, el cacao, el té o las bebidas de cola con cafeína.
6. Tomar una cena ligera y esperar 1-2 horas para ir a dormir.
7. No utilizar la televisión, la tableta, el teléfono o el ordenador en la cama como costumbre para conciliar el sueño.
8. Dormir en un ambiente tranquilo, sin ruidos, sin luz, con la temperatura adecuada y un olor agradable.

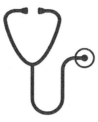

9. Si toma alguno de los medicamentos que producen tolerancia y adicción, como las benzodiacepinas, intente dejarlos cuanto antes siguiendo siempre las indicaciones de su médico.

10. Trate de mantener una dieta mediterránea, variada y equilibrada para evitar el sobrepeso y la obesidad.

5

Doctor, ¿cuáles son las alteraciones más frecuentes en la vista? ¿Tienen que ver con la edad?

Antes de contestar estas preguntas, le invito a responder el siguiente autochequeo, que le ayudará a comprobar si padece algunos de los síntomas cardinales de las alteraciones más comunes de la vista:

- ¿Cuánto tiempo hace de su última revisión con el oftalmólogo o en una óptica?
- ¿Necesita acercar o alejar el libro para poder leerlo mejor?
- ¿Tiene que «achinar», entrecerrar o guiñar los ojos para mejorar el enfoque de los objetos?
- ¿Ha notado si cada vez ve las cosas más borrosas?
- ¿Necesita últimamente aumentar la intensidad de la luz para leer mejor?

- ¿Se ha dado cuenta de si está perdiendo agudeza visual en el centro o en la periferia de su campo de visión?

Analizaremos a continuación las enfermedades más frecuentes de la vista que se asocian directamente al envejecimiento, como la presbicia o vista cansada, las cataratas, el glaucoma y la degeneración macular asociada a la edad o DMAE, que son las causas más frecuentes de ceguera en todo el mundo.

También repasaremos, aunque más brevemente, los frecuentes defectos de refracción, en los que están directamente implicados la córnea y el cristalino, como la miopía, la hipermetropía y el astigmatismo.

Presbicia o «vista cansada»: la alteración más común asociada al envejecimiento

Sin duda es el trastorno más frecuente en las personas mayores de 45 o 50 años, llegando a afectar incluso al 85-95 % de la población, quienes, para poder leer un libro, una etiqueta en el supermercado, una factura o cualquier otro documento, necesitan estirar cada vez más los brazos, porque no pueden ver de cerca con claridad, además de que con más frecuencia tienen que aumentar la intensidad del foco de luz.

Se trata de un defecto de la acomodación y el enfoque,

que es consecuencia de la evolución natural del proceso de envejecimiento y, por lo tanto, no ha de considerarse como una enfermedad. Sin embargo, lo cierto es que afecta a nuestra calidad de vida por los frecuentes dolores de cabeza debidos a los esfuerzos que realizamos con los ojos y a la fatiga ocular, es decir, notamos que cada vez necesitamos descansar la vista con más frecuencia.

Lo que sucede, como consecuencia del «desgaste» por el paso de los años, es que los ligamentos y músculos oculares pierden poco a poco su elasticidad y flexibilidad, y esa rigidez hace que al cristalino, que es nuestra lente natural y que también pierde su elasticidad con el paso del tiempo, le cueste cada vez más enfocar los objetos.

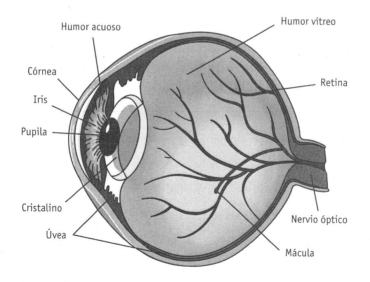

Estructuras anatómicas más importantes del ojo

Cataratas, glaucoma y degeneración macular asociada a la edad: las causas más frecuentes de ceguera

Las cataratas consisten en la opacidad gradual y continua del cristalino, lo que produce una pérdida progresiva e irreversible de la agudeza visual, que puede deberse al paso de los años (son cada vez más frecuentes en las personas mayores de entre 45 y 50 años), pero también por el desarrollo de una diabetes *mellitus* que no esté bien controlada, siendo la causa más frecuente de ceguera en todo el mundo, junto al glaucoma y la degeneración macular asociada a la edad.

Se producen de forma progresiva y es como si viéramos a través de unos cristales empañados, debido a la pérdida gradual de la transparencia y la elasticidad del cristalino, que está detrás de la pupila y cuya función principal es «enfocar» todos los objetos a diferentes distancias.

Las cataratas en general no se pueden prevenir, excepto en el caso de la diabetes *mellitus*, que siempre debe estar adecuadamente controlada, pero sí podemos detectarlas a tiempo para mejorar la calidad de vida de la persona y poder establecer el mejor tratamiento en cada caso y siempre de forma personalizada.

El glaucoma es la segunda causa de «ceguera silenciosa» e irreversible en el mundo tras las cataratas, porque no hay síntomas en las primeras etapas de la enfermedad, por lo que también se conoce como «el ladrón silencioso de nuestra agudeza visual»; más del 50 % de los pacientes desconocen que padecen esta enfermedad porque no se realizan las exploraciones periódicas con el especialista.

Se desarrolla como consecuencia de una disfunción del sistema de drenaje del líquido intraocular, o humor acuoso, que es transparente y fundamental para mantener nuestra agudeza visual, y que se renueva continuamente. Al no funcionar bien el drenaje del ojo, aumenta la cantidad de líquido intraocular, lo que hace que se eleve la tensión ocular que presiona sobre el nervio óptico, provocando dolor en el ojo y una degeneración que, de forma progresiva e irreversible, hace que la visión se haga cada vez más borrosa y que se vaya perdiendo la visión periférica, manteniendo nuestra visión central, que también se perderá de forma gradual a lo largo del tiempo. Es lo que clínicamente se denomina «visión en cañón de escopeta» o «visión de túnel».

Resulta fundamental realizar el diagnóstico precoz, midiendo la tensión ocular, que nunca debe superar los 20 mm de Hg (milímetros de mercurio), en la consulta del especialista con una prueba ambulatoria, sencilla y rápida, que consiste en acercar el tonómetro al ojo y aplicar un suave contacto o bien un ligero soplo sobre la córnea.

Es importante destacar que el aumento de la tensión ocular no tiene ninguna relación con el aumento de la tensión arterial que, como saben, es uno de los factores de riesgo evitables y controlables más frecuentes en el desarrollo de las enfermedades cardiovasculares.

La degeneración macular asociada a la edad (DMAE) es una enfermedad degenerativa, progresiva e irreversible de la mácula, que poco a poco produce una visión borrosa en el centro de la imagen, llegando con el tiempo a la pérdida de la visión central, y que padecen más de 800.000 personas mayores de 65 años en España.

En el centro de la retina se localiza la mácula, una especie de mancha, de unos 5 mm de diámetro, que es la encargada de la visión central y de nuestra capacidad para ver los detalles más finos de los objetos, como hacemos a la hora de leer o enhebrar una aguja.

Se trata de una de las causas más frecuentes de ceguera, por lo que es fundamental realizar el diagnóstico precoz, tanto en la consulta del oftalmólogo o en la óptica como en casa con el autochequeo de nuestra visión utilizando la rejilla de Amsler, que incluimos en la página siguiente.

Como verá, se trata de un cuadrado con un patrón en forma de rejilla y un punto negro en el centro. Debe colocar la rejilla a una distancia aproximada de 30 cm, y si usa gafas, haga la prueba con ellas. Con un ojo tapado, observe si con el otro puede ver todas las líneas rectas o si son irregulares, están curvadas o incluso borrosas, signos de la pérdida de visión por esta enfermedad; luego, repita la prueba con el otro ojo.

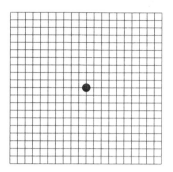

Rejilla de Amsler: visión normal

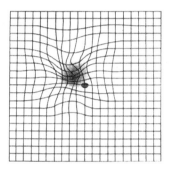

Rejilla de Amsler: visión con DMAE

Los factores de riesgo del desarrollo de esta enfermedad se centran fundamentalmente en la edad avanzada y la predisposición genética, por lo que nosotros mismos poco podemos hacer. Pero también han demostrado muchos estudios que el consumo de tabaco, el sedentarismo y las largas exposiciones al sol, tienen una relación directa con la enfermedad, factores que sí podemos modificar con nuestro estilo de vida.

¿Cuáles son las alteraciones de la refracción más frecuentes?

En el ojo normal o emétrope, es decir, sin dioptrías, los rayos de luz convergen directamente sobre la retina y de esa forma podemos ver todas las imágenes nítidas y con el detalle necesario.

La mayoría de los problemas de la vista tienen una relación directa con las alteraciones de la refracción, que es el fenómeno que sucede cuando la luz cambia su dirección al pasar a través de un objeto hacia otro.

El complicado pero minucioso mecanismo de la visión se fundamenta en que los rayos de luz se refractan, al pasar por la córnea y el cristalino, y se enfocan sobre la retina, transformando esa luz en impulsos eléctricos que viajan a través del nervio óptico hasta el cerebro, donde se produce la conversión y la interpretación en las imágenes que realmente vemos.

Cuando este mecanismo de refracción no funciona correctamente porque se altera la anatomía de la córnea o el cristalino, aparecen las anomalías más frecuentes que poco a poco perjudican nuestra calidad de vida: miopía, hipermetropía y astigmatismo.

En la miopía la luz se enfoca delante de la retina y no sobre ella, y por eso se ve mal de lejos, y además en muchas ocasiones la visión es borrosa; los niños miopes se quejan de que ven mal la pizarra desde atrás, y desde luego la solución no consiste en cambiarle de pupitre como se hace tan a menudo. Es la lesión que popularmente se conoce como «vista corta», en la que con frecuencia se entrecierran, se guiñan o se «achinan» los ojos para mejorar la visión.

En la hipermetropía se ve mal de cerca, porque los rayos de luz se enfocan detrás de la retina. Es la alteración más frecuente en los niños, y muchas veces está relacionada con el dolor de cabeza y la disminución del rendimiento escolar por la fatiga visual, que poco a poco va desapareciendo durante la adolescencia, pero que luego aumenta como consecuencia del envejecimiento.

El astigmatismo se produce como consecuencia de una alteración en la curvatura de la córnea, que es la capa externa y transparente del ojo, responsable de que la luz se enfoque en más de un punto en la retina. En este caso las imágenes se ven borrosas, alargadas o distorsionadas, tanto en la visión de cerca como de lejos, porque la luz no se enfoca bien sobre la retina.

¿Cuáles son los tratamientos más eficaces para corregir las alteraciones de la visión?

Como en cualquier otra enfermedad o alteración de nuestra salud, siempre debemos seguir el tratamiento personalizado que nos indique nuestro especialista, en este caso, y tras la exploración clínica y la graduación de la vista, el oftalmólogo o el óptico-optometrista.

Por ejemplo, el tratamiento indicado para la presbicia o vista cansada consiste en la utilización de gafas; una de las opciones son las conocidas como «gafas de cerca», que son las que muchas personas utilizan para leer o coser, pero que siempre deben ser fabricadas *ad hoc* y con la graduación exacta.

También se pueden indicar las gafas bifocales, aunque cada vez se usan con menos frecuencia, porque realmente son incómodas al tener que subir la vista para ver los objetos lejanos y bajar los ojos para verlos mejor de cerca, y no hay una visión clara en la zona intermedia de las lentes.

La mejor opción, sin duda, en este caso y en las alteraciones de la refracción son las gafas de graduación progresiva, ya que las lentes no están divididas y son mucho más eficaces, al tiempo que son más cómodas y estéticas.

Como en tantas otras alteraciones de la visión, el especialista será quien nos puede aconsejar el uso de lentillas multifocales o de visión combinada para cada caso en particular.

Pero no utilice nunca las gafas prefabricadas con una graduación determinada; aunque al principio crea que ve mejor, si no son las indicadas para el problema de su vista, con seguridad será peor el remedio que la enfermedad.

Por otra parte, y solo cuando lo indique el oftalmólogo, podremos recurrir a las modernas técnicas de la cirugía de las cataratas y de la cirugía refractiva que, realizadas de forma ambulatoria y con anestesia local, cada vez nos ofrecen mejores resultados, aunque todavía su coste no es accesible a todas las personas.

La cirugía de las cataratas consiste en una sencilla, rápida y eficaz intervención ambulatoria: con anestesia local, se extrae el cristalino envejecido y se cambia por una lente intraocular que puede ser multifocal, para corregir al mismo tiempo la miopía, la hipermetropía o el astigmatismo, que con frecuencia se asocian a las cataratas.

La cirugía refractiva, que también se realiza de forma ambulatoria, trata de moldear el lecho corneal con diferentes técnicas basadas en los aparatos más modernos de rayos láser, y aunque es un tratamiento que siempre está limitado al número de dioptrías que se tengan que corregir en cada caso personal, está indicada en el tratamiento de la miopía, la hipermetropía, el astigmatismo y la presbicia o vista cansada.

¿Se pueden prevenir las alteraciones de la visión?

Con el paso de los años todos los órganos de nuestro cuerpo se van deteriorando poco a poco, por el desgaste y por falta de cuidado, y por eso es fundamental fomentar la prevención de las enfermedades y el estilo de vida más saludable a través de la educación para la salud en todos los colegios.

Lo más importante de todas las alteraciones de la visión que hemos analizado, como en tantas otras, es poder detectarlas de forma precoz realizando una revisión al menos cada 2 años, o anual si se trata de nuestros niños, en la consulta del oftalmólogo o en una óptica, por el óptico-optometrista, y tratar de modificar nuestro estilo de vida con el siguiente decálogo que le proponemos.

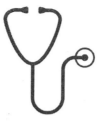

Decálogo de la visión saludable

1. Acudir al oftalmólogo cada 2 años o 1 vez al año en el caso de los niños y controlar su tensión ocular.
2. Mantener una higiene diaria de los ojos, cuidando la zona del lagrimal y los párpados, con un algodón distinto para cada ojo.
3. Evitar los excesos de la radiación solar y utilizar gafas de sol homologadas.
4. Descansar los ojos al menos cada hora. Evitar el abuso de las nuevas tecnologías: ordenador, tabletas, teléfonos móviles y videojuegos.
5. Cuidar y mantener limpias las gafas y las lentillas.
6. Mantener un control estricto tanto de la diabetes *mellitus* como de la hipertensión arterial.
7. Evitar el consumo de tabaco.
8. Seguir nuestra dieta mediterránea, variada, atractiva y equilibrada.
9. Practicar ejercicio de forma moderada y regular, evitando el sedentarismo.
10. Autoexplorarse periódicamente en casa con el autochequeo, que puede volver a revisar al principio de este capítulo, y ayudarse de la rejilla de Amsler.

6

Doctor, tengo piedras en la vesícula. ¿Qué puedo hacer para curarme?

Si nos hace esta pregunta es posible que su médico ya le haya diagnosticado una litiasis biliar, que es como se denomina la situación clínica en la que una persona tiene cálculos o piedras en la vesícula biliar, un pequeño órgano con forma de pera que está adherido a la parte inferior del hígado, en la derecha del abdomen. Su función es almacenar la bilis que forma el hígado, y es necesaria para que, durante el proceso de la digestión, las grasas y las vitaminas de nuestra alimentación sean más solubles y digeribles.

La bilis está formada por bilirrubina, calcio, sales de colesterol y otras grasas, lo que le confiere su viscosidad y su color amarillento oscuro, la razón por la que las heces tienen un color marrón o verdoso. Cuando ingerimos alimentos, especialmente carne o grasas, la vesícula biliar se contrae de forma refleja y expulsa la bilis previamente almacenada al intestino delgado con el fin de mezclar su contenido, con el que secreta el páncreas, y facilitar aún más la función de las diferentes enzimas digestivas.

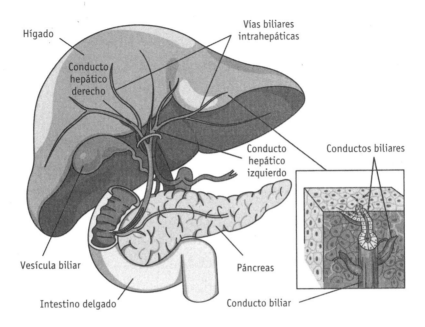

Anatomía de las vías biliares intrahepáticas

Si se ralentiza la segregación de la bilis almacenada, las sustancias que contiene se endurecen y forman cálculos que a veces obstruyen su salida al intestino. Estos, con frecuencia, producen colecistitis, es decir, la inflamación de la vesícula, que puede desencadenar un cólico biliar que, además de dolor, náuseas y vómitos, puede acompañarse de fiebre si se complica con una infección bacteriana.

El dolor es muy característico: se instaura de forma brusca y se localiza en la parte derecha del abdomen, bajo las costillas, y muchas veces se extiende hacia la espalda, concretamente entre las dos escápulas, e incluso al hombro derecho.

Cuando un cálculo biliar aumenta de tamaño y obstruye totalmente el conducto biliar, se produce una acumulación de bilirrubina en la sangre, y el paciente puede presentar ictericia, un color amarillento de la piel y de las conjuntivas en los ojos.

El diagnóstico se basa fundamentalmente en los síntomas, la exploración clínica y la realización de una ecografía, una prueba rápida, sencilla y barata que cada vez se realiza más en la consulta del médico de familia en los centros de salud.

El tratamiento siempre dependerá de la situación clínica del paciente y en muchas ocasiones es «conservador», utilizándose medicamentos que ayudan a disolver los cálculos, antibióticos si hay infección, y siguiendo una dieta muy estricta, sin grasas animales y sin alcohol. Solo cuando la situación no mejore puede decidirse la intervención quirúrgica y la extirpación de la vesícula, que se puede realizar por cirugía abierta o convencional o por laparoscopia, la técnica más utilizada en todo el mundo. Afortunadamente la vesícula biliar no es imprescindible para la vida, y tras su extirpación el hígado seguirá formando bilis y expulsándola al intestino, aunque sin su previo almacenamiento.

El objetivo fundamental es prevenir la aparición de cálculos biliares. Para ello, debemos seguir una serie de recomendaciones:

- Seguir una dieta mediterránea, variada, equilibrada y rica en fibra: vegetales, verduras, frutas y cereales. Le recomiendo que observe nuestra pirámide de la dieta mediterránea que incluimos en el capítulo 11 de este libro.
- Hacer 5 comidas diarias: desayuno, un tentempié a media mañana, comida, merienda y cena.
- Eliminar el exceso de grasas animales, especias, picantes y chocolate.
- Evitar el sobrepeso y la obesidad.
- No excederse en el consumo de alcohol.
- Huir de las comidas copiosas o pantagruélicas, que necesitan un exceso de bilis para su adecuada digestión, por su gran contenido en grasas y alcohol.

7

Doctor, sufro mucho de estreñimiento. ¿Qué me recomienda?

¿Se ha preguntado alguna vez cuál es el órgano más importante de nuestro cuerpo? Muchas personas piensan, y no les falta razón, que el órgano más importante es el corazón, el cerebro, los pulmones, el hígado o los riñones, pero casi siempre olvidamos la importancia que tiene nuestro sistema digestivo y especialmente su tramo final, el intestino grueso o colon, que es el encargado de depurar nuestro organismo, eliminando todo lo que no necesitamos a través de las heces.

¿Será porque se trata de un tema ciertamente escatológico del que nos da vergüenza o apuro hablar, o porque realmente no le damos la importancia que merece?

¿El estreñimiento es un síntoma o una enfermedad?

El estreñimiento es un síntoma que muchas personas padecen en silencio y de forma crónica, y que afecta mucho a nuestra calidad de vida, llegando a afectar a más de 7 millones de personas en España, de las que el 70 % son mujeres. Se define como la dificultad y el aumento de esfuerzo a la hora de defecar, la escasa cantidad de heces o una frecuencia menor a 3 veces por semana.

El estreñimiento puede considerarse como ocasional cuando se produce durante el embarazo, por los cambios en nuestra alimentación, por el desfase horario en los viajes largos, cuando vivimos una situación de estrés o tenemos ciertos reparos para entrar a un baño público si nos encontramos fuera de casa.

Pero puede durar semanas, incluso llegar a hacerse crónico, como consecuencia de un ritmo anárquico y desordenado a la hora de ir al baño, por falta de líquido suficiente o de fibra vegetal en nuestra alimentación diaria, o por los efectos secundarios de algunos medicamentos como los somníferos, los analgésicos, los antiácidos que llevan aluminio en su composición o los antidepresivos.

Se considera estreñimiento crónico cuando dura entre 6 semanas y 3 meses sin encontrar una solución, situación que necesitará de un estudio completo por parte del médico especialista en aparato digestivo.

¿Cuál es la función principal del colon?

El colon es la última parte del aparato digestivo, tiene una longitud aproximada de un metro y medio, y su función primordial es procesar todos los alimentos que ingerimos. Recibe del intestino delgado todo lo que realmente no es digerible y absorbe los electrolitos, especialmente el sodio, el cloro y el potasio, y toda el agua necesaria, como función de «ahorro» para nuestro organismo, eliminando los productos de desecho en forma de heces.

Sus componentes musculares facilitan los movimientos peristálticos, que favorecen el progreso de las heces hasta el recto, donde se almacenan hasta que su volumen estimula los receptores de su pared interior, empujándolas hacia el ano, donde contamos con el esfínter anal, que está formado por un paquete muscular que podemos contraer y relajar voluntariamente.

¿Qué consecuencias puede tener un estreñimiento mantenido en el tiempo?

Cuando una situación continuada de estreñimiento se padece de forma prolongada, pueden aparecer una serie de complicaciones o consecuencias que afectan a nuestro organismo, aunque la gran mayoría se localiza en el recto o en el ano. Además de flatulencia, dolores abdominales o retortijones, náuseas, vómitos y malestar general, con frecuencia aparecen hemorroides, fisuras anales, prolapsos rectales, diverticulosis y fecalomas.

Las hemorroides constituyen la enfermedad más frecuente que suelen «sufrir en silencio» muchas personas; consisten en la dilatación e inflamación de las venas del ano, internas y externas, como verdaderas varices y que producen mucho dolor, y a veces incluso pequeñas hemorragias por la rotura de una de las venas.

La fisura anal es, en realidad, una herida dolorosa que puede sangrar, por el desgarro o la rotura de la delicada piel que recubre el exterior del esfínter del ano, como consecuencia de los esfuerzos continuados. Es una herida parecida a la que podemos hacernos en la piel con el borde de una hoja de papel, y se produce por la pérdida de elasticidad del ano debido a los microtraumatismos que se originan al realizar esfuerzos exagerados para poder defecar.

El prolapso o protrusión rectal suele ocurrir por los esfuerzos excesivos y continuados para poder defecar cuando existe estreñimiento; la mucosa del recto sobresale a través del ano y suele provocar fugas fecales o verdadera incontinencia fecal, que se puede acompañar con la salida de mucosidad y sangre.

Por su parte, la diverticulosis es una enfermedad del colon que consiste en pequeños abultamientos de la pared interna del colon, ocasionados por la presión que ejercemos sobre sus paredes cuando tenemos que realizar grandes esfuerzos durante la defecación.

Por último, el fecaloma es una masa de heces extremadamente seca y dura, que se produce por su retención en el recto durante días, lo que hace que se deshidraten y endurezcan, haciendo imposible la expulsión por el ano a pesar de los esfuerzos. Se da con más frecuencia en las personas mayores y en los enfermos encamados durante días. Se trata de una situación de urgencia clínica, en la que el profesional sanitario utilizará en primer lugar los enemas de limpieza, y si no funcionan, realizará la extracción manual de ese fecaloma. No es aconsejable que esta extracción la haga nadie en casa, porque es posible que la mucosa del recto esté debilitada y muy frágil, y puede romperse con facilidad cuando la manipulación se hace sin experiencia.

Ante la aparición de cualquiera de estas situaciones, siempre debemos acudir a la consulta del médico de familia o del especialista en coloproctología, que sin duda nos ayudarán con el tratamiento más indicado para revertir la situación. De no hacerlo, el miedo al dolor a la hora de defecar hace que retrasemos ese momento, con lo que se incrementa la retención de heces y el estreñimiento, lo que a su vez hará que aumente el dolor y de nuevo el miedo a evacuar.

¿Cuál es el mejor tratamiento para el estreñimiento?

El estreñimiento en sí no es una enfermedad, por lo que no necesita un tratamiento específico, aunque muchas personas que banalizan este problema, además de sufrirlo en silencio sin acudir al médico, se automedican con supositorios de glicerina para lubricar el esfínter anal y facilitar la defecación, con diversos laxantes que a la larga conllevan una dependencia para poder evacuar, haciendo que poco a poco nuestro esfínter anal se vuelva «vago» y no requiera ningún esfuerzo, o incluso con microenemas para ayudar a disolver las heces retenidas en la última parte del recto.

No es recomendable abusar de este tipo de medicamentos, que solo se deben utilizar como complemento ocasional, porque con frecuencia, además de la dependencia, suelen producir una irritación del ano. Debe ser nuestro médico quien nos recomiende la mejor solución, con determinados tipos de jarabes laxantes osmóticos o reguladores como la lactulosa, y un enema de limpieza cuando lo necesite.

Lo fundamental es mantener unos hábitos de vida sanos, basados en el ejercicio físico regular, moderado y mantenido en el tiempo; tomar entre 1,5 y 2 litros de líquidos al día; educar nuestro intestino con un horario fijo aproximado y mantener un equilibrio saludable a la hora de ingerir nuestros alimentos.

La importancia de nuestra alimentación
para evitar el estreñimiento

Hoy todos tenemos suficientes experiencias en las que asociamos el consumo de determinados alimentos con la aparición del estreñimiento, porque nuestros hábitos alimentarios son, sin duda, la parte esencial para evitar esta incómoda situación, y para solucionarla cuando aparece. Por ello, es fundamental conocer el papel que juegan tanto la flora intestinal como la fibra vegetal en nuestra dieta mediterránea.

La flora intestinal o microbiota es un complejo ecosistema compuesto por más de 100 billones de bacterias de 400 especies distintas, que viven en perfecta simbiosis en el interior de nuestro intestino, una acción por la que organismos de diferentes especies se benefician mutuamente en su desarrollo vital.

Constituye una ayuda esencial para procesar los alimentos difíciles de digerir y absorber vitaminas y minerales, al tiempo que potencia la necesaria fermentación de los residuos de nuestra alimentación diaria, y estimula nuestro sistema inmunitario, formando un «efecto barrera» que nos protege de la colonización de agentes patógenos infecciosos, manteniendo en todo momento los principios del equilibrio y la autorregulación.

Cuando modificamos nuestra alimentación, por ejemplo, al viajar a otros países, también cambia nuestra flora intestinal, situación que puede ser la causa de las frecuentes e incómodas «diarreas del viajero». Pero son situaciones que se solucionan rápidamente cuando volvemos a nuestros hábitos alimentarios saludables.

También alteran nuestra flora intestinal, además del consumo de alcohol y tabaco, el estrés y el exceso de alimentos ricos en azúcar, la bollería industrial, las grasas animales y algunos medicamentos, especialmente los antibióticos, razón fundamental por la que no es recomendable automedicarse.

El consumo diario de fibra vegetal, que es la parte comestible de los alimentos que no se digieren ni se absorben, sino que continúan su camino hacia el intestino grueso, es fundamental para mantener una vida saludable durante años, y en el caso que nos ocupa, es esencial para evitar el estreñimiento, revertirlo en el caso de que exista y para prevenir el cáncer de colon.

La fibra vegetal, además de ayudar a mantener nuestra flora intestinal, acelera el tránsito intestinal, ablanda las heces y aumenta considerablemente el volumen de estas al retener agua, haciéndolas más fluidas y facilitando la defecación.

Por otra parte, la fibra vegetal aumenta la sensación de saciedad con lo que también está indicada para evitar el sobrepeso y la obesidad, al necesitar ingerir menos alimentos. Hoy también sabemos que su consumo diario ayuda a prevenir las enfermedades cardiovasculares, y especialmente la diabetes y la obesidad, al disminuir la absorción de glucosa y colesterol. Recordemos las fuentes principales de la fibra vegetal que deben estar presentes en nuestra dieta mediterránea:

- Las verduras constituyen la mayor y más natural fuente de fibra vegetal: lechuga, col rizada, ajos, cebollas, tomates, pimientos, acelgas, zanahorias crudas, espinacas, espárragos, guisantes, repollo, coliflor, remolacha, champiñón, brócoli, alcachofas, calabacín, calabazas, berenjenas, rábanos, judías verdes, nabos y puerros.
- Las frutas también son una de las principales fuentes de fibra vegetal, sobre todo cuando se pueden tomar con la piel, previamente lavadas, especialmente la manzana, el melocotón, el plátano, las peras, las mandarinas y naranjas, las ciruelas, los higos y los kiwis.
- También son ricos en fibra vegetal el trigo, la cebada, el salvado de avena, los frutos secos, las nueces, las semillas o pipas de girasol, las almendras, los pistachos y los cereales integrales en forma de pan, pasta y arroz. Y no olvidemos la importancia que tiene el «oro líquido» de nuestra dieta mediterránea, el aceite de oliva, a la hora de cocinar los alimentos y aliñar las ensaladas, porque es un importante estimulante del tránsito intestinal y ayuda a suavizar las heces y la mucosa del recto y el ano, con lo que también contribuye a que la defecación sea más fisiológica.

La mejor solución para evitar este frecuente problema es seguir las recomendaciones de nuestro decálogo.

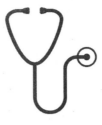

Decálogo para la prevención del estreñimiento

1. No reprimir nunca el deseo de ir al baño, ni hacerlo con prisa. Si tenemos un horario más o menos fijo para desayunar, comer o cenar, ¿por qué no nos acostumbramos también a tener un horario, más o menos establecido, para defecar? Debe ser una rutina más de nuestra vida saludable.

2. Cumplir con los criterios de nuestra sana dieta mediterránea, que además es variada, atractiva y equilibrada.

3. Aumentar el consumo de fibra vegetal y reducir el de grasas animales.

4. La mitad de los alimentos que consumimos cada día deberían estar representados por las frutas y verduras.

5. Beber al menos entre litro y medio y dos litros de líquidos al día.

6. Tratar de evitar o controlar cualquier situación de estrés en la vida laboral o familiar.

7. Evitar el sobrepeso y la obesidad.

8. Practicar ejercicio físico de forma regular y moderada, como caminar con paso rápido al menos durante 40-50 minutos.

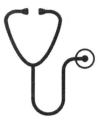

9. No consumir tabaco ni alcohol, pues afectan directamente a nuestra flora intestinal.

10. No abusar de los laxantes o supositorios de glicerina.

8

Doctor, al explorarme he encontrado un pequeño bulto en el pecho. ¿Puede ser un cáncer de mama?

Es lógico que la existencia de un bulto en la mama siempre preocupe a la mujer y que se considere como una señal de alarma para asistir a la consulta del ginecólogo, pero afortunadamente no tiene por qué tratarse siempre de un cáncer, y en el caso de que lo sea, lo importante es que se detecte precozmente gracias a que se haya realizado una autoexploración mamaria que ayude a llegar al diagnóstico lo antes posible con una mamografía.

Hoy podemos afirmar que, gracias al diagnóstico precoz y los avances en los diferentes tratamientos, la supervivencia del cáncer de mama supera el 90 % de los casos, por lo que se considera como la primera causa de muerte evitable por cáncer en la mujer.

¿Cuáles son los principales factores de riesgo del cáncer de mama?

En el cáncer en general y en el de mama en particular, igual que en todas las enfermedades, lo fundamental es conocer los factores de riesgo, es decir, situaciones que aumentan las probabilidades de desarrollarlo para poder establecer los mejores programas de prevención y tratar de neutralizarlos lo antes posible. Desafortunadamente en el cáncer de mama no existe un factor de riesgo que sea determinante para su desarrollo, sino que se trata de una enfermedad en la que diferentes factores de riesgo pueden ir sumándose en su desarrollo.

Como en tantas ocasiones, se dan factores de riesgo que no se pueden modificar, como el sexo, la edad y la carga genética, pero también existen muchos otros que podemos neutralizar modificando nuestros hábitos de vida, fundamentalmente en cuanto a nuestra alimentación y la práctica de ejercicio físico, evitando el sedentarismo.

Es esencial evitar el sobrepeso y la obesidad, el consumo de tabaco y alcohol, la excesiva exposición a los rayos solares sin la protección adecuada, y controlar adecuadamente enfermedades crónicas como la diabetes y la hipertensión arterial. Hoy sabemos que elegir las mejores opciones de un estilo de vida saludable ayuda a controlar de forma general los posibles factores de riesgo, contribuyendo a disminuir la incidencia de cáncer de mama.

Recordaremos algunos puntos esenciales sobre los factores de riesgo que no podemos modificar, pero que son importantes tener en cuenta:

- Sexo: aunque es cierto que la gran mayoría de cánceres de mama se producen en mujeres, recordemos que el 1-2 % de todos ellos se desarrollan en el hombre.
- Edad: el cáncer invasivo es más frecuente a partir de los 50-55 años, pero no podemos olvidar que uno de cada tres cánceres de mama se dan en mujeres mucho más jóvenes.
- Antecedentes familiares y herencia: el riesgo se duplica cuando una familiar de primer orden (madre, hermana o hija) ha sido diagnosticada de cáncer de mama, y si existen dos o más casos, la posibilidad se multiplica por 5. Esta situación se suele asociar a la presencia de anomalías o mutaciones heredadas en los oncogenes BRCA1 y BRCA2 que, cuando funcionan bien, evitan que las células crezcan de forma anárquica y lleguen a desarrollar un cáncer. Estas mutaciones se consideran hoy como las responsables del 10 % de todos los cánceres de mama, por lo que es imprescindible en estos casos proceder a realizar un completo estudio genético.

¿En qué consiste el procedimiento para llegar al diagnóstico de un cáncer de mama?

El diagnóstico precoz es fundamental para disminuir la mortalidad y aumentar la supervivencia y la calidad de vida. Precisamente por ello, en el cáncer de mama es muy importante tener en cuenta tanto la exploración ginecológica anual, en la que se integra la mamografía —que puede detectar un tumor incluso 2 años antes de que sea palpable en la exploración clínica— como la autoexploración mamaria, que por su importancia trataremos en profundidad más adelante. Ninguna mujer desde su edad fértil debe olvidar su revisión anual con su ginecólogo; sin embargo, todavía nos queda un largo camino que recorrer para poder convencer a todas las mujeres de la importancia que cobra esta visita clínica y la práctica de la mamografía.

En este sentido debemos recordar que los diferentes medios de comunicación tienen una gran labor en la educación para la salud y la divulgación sanitaria. Y es que no fuimos los profesionales sanitarios quienes convencimos a las mujeres de la importancia de hacerse una mamografía anual o cada dos años; este notable éxito en salud se lo debemos a la famosa telenovela venezolana *Cristal*, que se convirtió en un verdadero fenómeno social de los años noventa. Inocencia, una de las protagonistas, fue diagnosticada de un cáncer de mama y, desde ese momento, aumentó de forma muy significativa el número de mujeres que, sensibilizadas por la trama de la telenovela, acudieron a realizarse una mamografía, con lo que se incrementó de forma exponencial el diagnóstico y la supervivencia a la enfermedad.

A pesar de todas las campañas divulgativas de educación para la salud, una de cada tres mujeres no asiste a los programas de detección precoz del cáncer de mama ofrecidos por la sanidad pública, situación que ha aumentado claramente por el conocido «síndrome de la cabaña», que ha hecho que, durante la pandemia de coronavirus, muchas mujeres hayan decidido no asistir a los hospitales o centros de salud. Precisamente por eso, cada vez se hace más necesario recordar el lema de la Asociación Española contra el Cáncer: «Te voy a decir cuánto te quiero en tres palabras: hazte una mamografía».

Otro de los temas controvertidos en cuanto a la mamografía es la edad en la que está más indicada. Aunque todavía algunos especialistas siguen recomendando hacer la primera mamografía a los 50 años y continuar hasta los 69, hoy muchos estudios basados en la evidencia científica demuestran que un 10 % de casos se dan en mujeres que tienen entre 40 y 50 años, por lo que lo más recomendable es realizar la primera mamografía a los 40 años, pero siempre con la prescripción obligada del médico, que será quien valore si, por el alto riesgo de antecedentes familiares, es preciso hacerla antes. También existe discordancia en estos momentos entre clínicos e investigadores en cuanto al límite de edad en el que es aconsejable practicar la mamografía, pero una gran mayoría recomienda hacerla al menos hasta los 75 años.

Además de la mamografía, afortunadamente en la actualidad contamos con otras técnicas diagnósticas por imagen que nos resuelven muchas dudas, como la ecografía y la resonancia magnética nuclear.

Una vez localizado el tumor, se procede a conocer su estructura interna y el tipo específico de células, para posteriormente aplicar el tratamiento indicado y siempre de forma personalizada. Para ello se hará una biopsia, frecuentemente con la técnica conocida como PAAF (punción por aspiración con aguja fina), que se realiza guiada por la ecografía para localizar la zona de la punción. A continuación, el material obtenido será analizado en el servicio de anatomía patológica.

Al mismo tiempo se realizarán las pruebas analíticas necesarias para comprobar la posible existencia de la mutación de los genes BRCA1 y BRCA2, que serán fundamentales para que en cada caso se proceda a su estudio en la unidad de consejo genético y en la de cirugía oncológica preventiva si el especialista lo considera necesario.

¿Cuándo y cómo se debe realizar la autoexploración mamaria?

Del mismo modo que debemos explorarnos con frecuencia las pecas o lunares, también es necesario conocer mejor nuestro cuerpo, en este caso a través de la autoexploración de las mamas.

«Tócate, para que no te toque». Este es el lema que debería imperar para que cualquier mujer, desde la edad fértil, se realice una autoexploración mamaria una vez al mes, aunque dejando claro desde el principio que nunca debe suplir ni a la visita al ginecólogo ni a la realización de la mamografía. Gracias a la autoexploración, muchas mujeres han detectado de forma precoz un bulto que, aunque afortunadamente casi siempre es benigno y debido a un quiste o una mastopatía fibroquística, a veces es el pilar básico para la detección precoz de un cáncer de mama.

Es conveniente fijar en la agenda el día del mes en que se realizará la autoexploración, teniendo en cuenta que la fecha más recomendable es 2 o 3 días después de terminar la menstruación, que es cuando las mamas están menos sensibles al dolor y no están bajo los efectos directos de las hormonas femeninas. Como es lógico, las mujeres que por su edad u otra circunstancia no tienen menstruación, pueden elegir el día que mejor les venga durante el mes, aunque conviene que siempre sea el mismo día.

Con tranquilidad y sin prisa, el mejor momento puede ser tras el baño o la ducha. De pie, con el torso desnudo y frente al espejo:

- Se debe observar la simetría de ambas mamas, así como si la piel está enrojecida y si se ven abultamientos u hoyuelos. Del mismo modo se procederá con el pezón y la areola mamaria que lo rodea.

- Ahora se levantan las dos manos hacia la nuca y seguimos observando las mismas características, sobre todo si una mama se eleva más que la otra. Al alzar los brazos de esta forma, ambas mamas se separarán una de la otra y ascenderán, con lo que se podrá valorar su simetría o la existencia de hoyuelos que antes no se apreciaban.

- Levantar un brazo hasta la nuca para explorar la mama de ese lado con la otra mano:
  - La exploración ahora se debe realizar con la yema de los tres dedos medios de la mano, realizando una ligera presión.
  - El mejor procedimiento consiste en seguir el sentido de las agujas de un reloj y en espiral, de dentro afuera, terminando por el pezón.
  - Se debe presionar ligeramente el pezón por si aparece dolor o algún tipo de secreción.

- Se repite la misma maniobra para explorar la otra mama.

- Es conveniente continuar con la autoexploración ahora tumbada en la cama y con una almohada o cojín en el hombro, para levantar la parte de la mama que se va a explorar, siempre con la mano contralateral y siguiendo el mismo procedimiento. Se coloca la mano del lado para explorar sobre la nuca, y con la otra mano se realiza la palpación.

- No se debe olvidar nunca la exploración del hueco axilar para ver si se nota algún bulto o nódulo, que podría ser un ganglio linfático infartado. Para ello, y con el brazo bajado, presionaremos la zona con un poco más de intensidad hasta llegar a palpar los músculos de la axila.

Durante la autoexploración la mujer debe anotar si aparece alguno de los siguientes «signos de alerta» para comunicárselo a su ginecólogo:

- Deformación de una mama, comparándola con la otra.
- Irregularidades en la piel (arrugada con aspecto de piel de naranja).
- Dolor al realizar la palpación de una zona determinada.
- Enrojecimiento en alguna parte.
- Alteraciones en el pezón: dolor o secreción.
- Retracción de la areola mamaria.
- Aparición de algún bulto, nódulo o hoyuelos.
- Cambios que puedan notarse de un mes a otro.

Debemos insistir en que la autoexploración de las mamas ayuda de forma muy importante en el diagnóstico precoz del cáncer, pero nunca debe sustituir a la mamografía.

¿Cuál es el mejor tratamiento del cáncer de mama?

El tratamiento de un cáncer de mama siempre se debe realizar en un servicio clínico de oncología o una unidad de cáncer de mama, que integre de forma interdisciplinaria a todos los especialistas necesarios para conseguir el éxito terapéutico: oncólogos, radiólogos, radioterapeutas, profesionales de enfermería, fisioterapeutas, nutricionistas, psicooncólogos, cirujanos especializados en la cirugía de la mama y anatomopatólogos.

Antes de decidir el tratamiento individualizado en cada caso, es importante saber si el tumor está localizado y limitado, o si se ha podido diseminar y provocar alguna metástasis, lo que se determina gracias a la biopsia del ganglio centinela, que es el ganglio linfático más cercano a la ubicación del tumor. La técnica llevada a cabo es realmente sencilla e inofensiva, y consiste en la inyección de un marcador radioactivo y una sustancia colorante como el azul de metileno que ayuda a localizar el ganglio más cercano, extirparlo y analizarlo en anatomía patológica.

Si el resultado de la biopsia es negativo, es decir, el ganglio centinela no está afectado, significa que no hay invasión tumoral, lo que evita la extirpación de todos los ganglios linfáticos de la axila (linfadenectomía), garantizando de ese modo la calidad de vida de la mujer al evitar el molesto linfedema, que dificulta los movimientos del brazo.

Una vez realizado el diagnóstico de precisión, cada caso requiere de un tratamiento muy personalizado, porque al tener en cuenta que la esperanza de vida cada día es mayor, la indicación quirúrgica, en caso de necesidad, debe ser lo más conservadora posible.

En algunas ocasiones se realizará una extirpación local del tumor (tumorectomía o cuadrantectomía) o una cirugía más completa extirpando la mama (mastectomía radical) y limpiando el hueco axilar de los ganglios que hayan resultado afectados.

Lo cierto es que los grandes y constantes avances en el tratamiento del cáncer de mama hacen que cada vez se utilice menos la cirugía como tratamiento de primera elección, empleándose diferentes protocolos clínicos (quimioterapia, terapia biológica y hormonoterapia) que tratan de reducir el tamaño del tumor, para que la cirugía posterior sea lo más conservadora posible.

En el caso de que se requiera una extirpación completa de la mama (mastectomía radical), siempre se debe contar con los especialistas en cirugía plástica, estética y reparadora, que se encargarán de la reconstrucción de la mama, de forma inmediata en el momento de la cirugía, o diferida en el tiempo y asegurando la simetría de la prótesis implantada con la otra mama.

Antes de la cirugía, en lugar de ella o tras la extirpación de la mama, el oncólogo determinará el mejor protocolo de tratamiento con los diferentes medicamentos, que cada vez son menos agresivos y con menos efectos secundarios.

Otra opción es la aplicación de las modernas técnicas de radioterapia e incluso la nueva cirugía oncoplástica, que reseca el tumor y remodela el hueco residual de forma estética.

Nunca se debe tirar la toalla ante la presencia de un cáncer de mama. Es fundamental tener en cuenta que la oncología es una de las especialidades en las que más se avanza en la investigación clínica y que cada día podemos tener nuevas alternativas para cada caso de forma personalizada e individualizada.

En caso de que una mujer quiera quedarse embarazada tras el tratamiento del cáncer, tiene todo el derecho a que su oncólogo y ginecólogo valoren la posibilidad de congelar sus óvulos para preservar su fertilidad, antes de comenzar con la quimioterapia, pues estos podrían quedar alterados por sus efectos.

9

Doctor, ¿es normal que en otoño se me caiga el pelo?

Durante el verano sometemos a nuestro cabello a los efectos directos de los rayos del sol, que inciden con mucha fuerza y de forma vertical sobre nuestra cabeza, aumentando el calor local, lo que hace que el cabello trate de defenderse de estas agresiones acrecentando su densidad. En otoño, disminuye el efecto del sol al reducirse las horas de luz, sobre todo con el cambio de hora. Por ello, la densidad del cabello también mengua y, con relativa frecuencia, se cae. Sin embargo, esta es una situación que es totalmente reversible en poco tiempo, en unos 3-4 meses, tanto si se toman suplementos vitamínicos como si no. En otras palabras, la caída del pelo en otoño se considera como una situación natural, porque en esta etapa del año se recambia el cabello más que en otros momentos.

El cabello es un órgano vivo y en constante renovación, por lo que su caída se produce de forma natural todos los días en un número de entre 100 y 150 pelos, mientras que en otoño suelen caerse entre 150 y 200 diariamente, y por eso lo notamos más.

Pero recordemos que la calvicie o alopecia es muy frecuente, sobre todo cuando está asociada al envejecimiento, y no tenemos la solución milagrosa y definitiva para combatirla: ni pastillas, ni champús, ni los mejunjes o remedios caseros que tratan de vendernos cada día en internet. Desde siempre, se ha intentado dar con la piedra filosofal que pudiera curar definitivamente la calvicie, y como podemos comprobar, nadie la ha encontrado hasta el momento.

Como es lógico, si la situación de caída diaria del pelo se mantiene en el tiempo, deberemos acudir a la consulta del dermatólogo tricólogo, esto es, el especialista que estudiará las razones de la caída del pelo a través de las técnicas diagnósticas más modernas, y nos aconsejará el tratamiento más oportuno y de forma individualizada.

Lo más importante, como siempre, es la prevención, y en este caso sabemos que modificando nuestros hábitos de vida podemos contribuir a neutralizar la caída del cabello, que como hemos dicho es más frecuente en otoño:

- Tras el verano es recomendable cortarnos el cabello, sobre todo para sanear las puntas, con el fin de retirar los pelos dañados y fortalecer el periodo de crecimiento de los nuevos.
- Debemos lavarnos la cabeza a diario, o al menos cada dos días, con un champú neutro o aquel que

nos aconseje nuestro dermatólogo. Si estamos más de dos días sin hacerlo, notaremos una mayor caída, pues caerán también los pelos que deberían haberlo hecho los días en que no hemos lavado el cabello.

- Secaremos el cabello sin frotar, y si utilizamos un secador, siempre se aplicará poca fuerza con el ventilador y nunca altas temperaturas del aire.

- Tendremos mucho cuidado con las planchas de pelo, porque la agresión térmica puede afectar al ciclo vital del cabello.

- No debemos abusar de los tintes y abrasivos, ni de las lacas y gominas.

- Evitaremos las situaciones de estrés laboral, familiar y social.

- La alimentación saludable es fundamental para la nutrición de nuestro pelo, y muchas vitaminas y minerales se hallan integrados en nuestra dieta mediterránea.

- El tabaco y el alcohol son tóxicos para muchos órganos y también para nuestro cabello, por lo que se desaconseja su consumo. Tenga presente que el humo del tabaco, además de impregnar el pelo de mal olor, también lo ensucia y lo agrede.

- Es recomendable practicar ejercicio físico a diario y mantenido en el tiempo. Será suficiente caminar a paso rápido durante 40-50 minutos cada día, lo que favorecerá también la vascularización necesaria para fortalecer el crecimiento del pelo.

10

Doctor, si me duele el brazo izquierdo, ¿estoy teniendo un infarto?

El dolor que se localiza en el brazo puede deberse a diferentes problemas de las articulaciones del hombro, del codo, de las muñecas o de los propios dedos, así como por lesiones en los ligamentos o en los músculos, pero es verdad que «el dolor del brazo izquierdo» siempre ha sido el icono que se ha relacionado con la angina de pecho y el infarto de miocardio, que son la consecuencia de la obstrucción parcial o total de las arterias coronarias.

Se trata de una enfermedad muy frecuente: en España se producen casi 200 infartos al día, lo que de forma acumulada representan más de 70.000 al año, pero lo más importante es que si modificamos nuestros hábitos de vida, podemos evitar que este tenga lugar.

¿Qué funciones tienen las arterias coronarias?

Las arterias coronarias se encargan de asegurar la vida del corazón, que es el órgano más importante del cuerpo humano, garantizando su propia vascularización; es la bomba cuyo fin es impulsar la sangre oxigenada a todo el organismo a través de la gran arteria aorta, y de llevar la sangre que recoge del cuerpo hacia los pulmones para que con nuestra respiración se recicle oxigenándola.

Sin que nos demos cuenta, el corazón late unas 70 veces por minuto, y en cada latido bombea 70 centímetros cúbicos de sangre, lo que hace que en un minuto sea capaz de mover 5 litros de sangre, 300 litros en una hora. En un solo día el corazón late una media de 100.000 veces y es capaz de bombear entre 7.000 y 8.000 litros de sangre. Tanto trabajo diario para poder suministrar a todos los órganos de nuestro cuerpo sangre y oxígeno necesita de un sistema que asegure por todos los medios posibles la oxigenación del miocardio, y por eso la arteria aorta, en cuanto nace del ventrículo izquierdo, lo primero que hace es proveer al corazón de las importantes arterias coronarias.

Dos arterias que, como su propio nombre indica, se disponen alrededor del corazón como una red, conectadas entre sí con sus ramificaciones, en forma de corona, lo que hace que, cuando existe una pequeña obstrucción en una de ellas, pueda seguir funcionando el músculo cardiaco a expensas de las otras.

¿Cómo y por qué se obstruyen las arterias coronarias?

Las arterias coronarias se van obstruyendo poco a poco, como consecuencia de los depósitos de colesterol, formando verdaderas placas de ateroma, que constituyen lo que conocemos como ateroesclerosis, enfermedad que se caracteriza por el endurecimiento de las arterias.

Estas placas de ateroma pueden estar muy pegadas a la parte más interior de las coronarias y al crecer, por el aumento de los depósitos de colesterol, pueden llegar a obstruir parcial o totalmente la luz arterial. Por este motivo, aparecen los síntomas de la cardiopatía isquémica, es decir, la angina de pecho y el infarto agudo de miocardio; «cardiopatía» porque es una enfermedad que afecta al corazón, e «isquémica» porque existe una falta de riego sanguíneo y por lo tanto de oxigenación del miocardio.

¿Qué diferencia existe entre la angina de pecho y el infarto de miocardio?

Tanto la angina de pecho como el infarto de miocardio son las dos enfermedades que caracterizan a la cardiopatía isquémica, la primera causa de muerte evitable en España y en todos los países desarrollados, pues con solo modificar nuestros hábitos de vida podemos evitar los factores de riesgo.

Ambas situaciones se producen por una disminución de la luz arterial, que puede ser parcial en el caso de la angina de pecho, o total en el infarto de miocardio, que como es lógico conlleva una situación crítica de falta de oxigenación de la zona afectada del músculo cardiaco.

El síntoma característico tanto de la angina de pecho como del infarto de miocardio es el dolor, que se presenta de forma brusca, aguda y progresiva; un dolor opresivo que normalmente se localiza en el centro del pecho, que es el lugar donde se aloja el corazón, retroesternal (por detrás del esternón) y que se irradia al cuello e incluso hacia la mandíbula en algunas ocasiones, aunque lo más frecuente es que se extienda hacia el hombro y el brazo izquierdo. Con frecuencia se acompaña de síntomas vegetativos: sudoración fría, náuseas, vómitos, mareos y a veces pérdida de conocimiento.

Este dolor, en el caso de la angina de pecho, puede aparecer tras hacer un pequeño esfuerzo, dura menos de 15-25 minutos y cede con el reposo o con la ayuda de medicamentos vasodilatadores, recetados por el médico, que se administran debajo de la lengua para que se absorban con más rapidez, como la nitroglicerina sublingual. Con el reposo se pretende evitar el esfuerzo, y con estos medicamentos, aumentar la luz de las arterias coronarias. En este caso, al no ser completa la obstrucción de las coronarias, no se produce la muerte de las células del miocardio.

En el infarto de miocardio el dolor tiene las mismas características y se localiza e irradia del mismo modo, pero aparece en reposo, sin hacer ningún esfuerzo, dura más de 25-30 minutos y no cede ni con el reposo ni con los vaso- dilatadores. En este caso la obstrucción de la arteria coro- naria afectada es total, por lo que se produce la necrosis o muerte de la parte del miocardio que está irrigada por la arteria obstruida.

¿Cuáles son los principales factores de riesgo de la cardiopatía isquémica?

Se considera como factor de riesgo aquella situación que aumenta las probabilidades de que una persona pueda contraer una enfermedad, entre ellas la cardiopatía isqué- mica.

Pero lo fundamental es que cada uno de nosotros en- tendamos lo importante que es que reflexionemos sobre nuestras prácticas de riesgo, ya que esos factores de riesgo pueden formar parte de nuestra vida diaria, de nuestro estilo de vida, con nuestro comportamiento; algunos de estos factores de riesgo no podremos modificarlos, pero otros sí tan solo cambiando nuestro estilo de vida.

Factores de riesgo no modificables	Factores de riesgo modificables
• Edad • Sexo • Antecedentes familiares • Componentes hereditarios	• Colesterol • Tabaco • Alcohol • Hipertensión arterial • Diabetes *mellitus* • Sobrepeso y obesidad • Aumento del perímetro abdominal • Sedentarismo • Estrés

Los factores de riesgo no modificables son el sexo, la edad, los antecedentes familiares y los componentes hereditarios que van incluidos en nuestro genoma.

Entre los factores de riesgo modificables —los que podemos controlar nosotros mismos—, debemos recordar el consumo elevado de colesterol (muy presente en las grasas animales), de tabaco y alcohol, la hipertensión arterial, la diabetes *mellitus*, el estrés y especialmente el aumento del perímetro abdominal, el sobrepeso, la obesidad y el sedentarismo.

Todos estos factores de riesgo podemos modificarlos con nuestros personales hábitos de vida, incluso en el caso de la hipertensión arterial y la diabetes *mellitus*, siempre que aprendamos a controlar estas enfermedades y a convivir con ellas, cumpliendo en todo momento con el tratamiento, siguiendo una alimentación saludable y practicando ejercicio físico de forma moderada, progresiva y continuada.

¿De qué forma se llega al diagnóstico de la angina de pecho o del infarto de miocardio?

El diagnóstico clínico de la cardiopatía isquémica se basa en la exploración clínica, la sintomatología que presenta el paciente y en las siguientes pruebas complementarias: radiografía de tórax, prueba de esfuerzo o ergometría, análisis de sangre para valorar los marcadores de la necrosis del miocardio, ecocardiograma, electrocardiograma y la coronariografía o arteriografía coronaria, también conocida como cateterismo cardiaco, con la que podemos ver la luz arterial gracias a la introducción de un catéter a través de la arteria femoral en la ingle o la arteria radial en la muñeca. Es una técnica que sirve para hacer el diagnóstico preciso de la posible obstrucción coronaria, y también para establecer el tratamiento curativo de elección en cada caso como veremos a continuación.

Y dentro de los más recientes avances en las técnicas de imagen, hoy también contamos con el angiotac coronario: consiste en inyectar un contraste en las arterias coronarias para poder ver su luz interior a través de un tac, sin necesidad de realizar una coronariografía, por lo que hoy se considera como la prueba diagnóstica menos cruenta para diagnosticar una cardiopatía isquémica, aunque solo sirve para el diagnóstico y no para el tratamiento que, como hemos dicho, sí se puede hacer con la coronariografía.

¿En qué consiste el tratamiento de la cardiopatía isquémica?

El objetivo fundamental y prioritario es restaurar la circulación de la arteria o de las arterias coronarias obstruidas y a la mayor rapidez posible, para evitar que la zona de necrosis, de células miocárdicas muertas, pueda ser mayor. De ahí que, en la mayoría de los hospitales de los países desarrollados como España, se ponga en marcha el «código infarto» en cuanto el médico analiza y diagnostica la posibilidad de una cardiopatía isquémica en fase aguda.

A través del código infarto se ponen en marcha todos los dispositivos necesarios en el servicio de urgencias y en la UCI coronaria, conformando una verdadera red entre todos los servicios de emergencias médicas. Se realiza una coronariografía de urgencia para delimitar la zona obstruida, localizando el trombo o la causa de la obstrucción, así como también una fibrinólisis, con medicamentos que deshacen el coágulo.

Cuando esto no es suficiente, a través de la misma coronariografía se realiza una angioplastia, que consiste en introducir un catéter con un pequeño globo al final que se infla en el interior de la luz arterial dilatándola.

También, siempre que esté indicado, se puede introducir por el mismo catéter uno o varios stents, unos muelles que se abren en el interior de la arteria coronaria y que se quedan en su interior para mantener su dilatación y evitar una nueva obstrucción; a veces el stent está recubierto con medicamentos que ayudan a mantener la arteria dilatada. Esta es la mejor técnica de revascularización de la arteria afectada, lo que contribuye a aumentar la supervivencia del paciente.

En algunas obstrucciones completas la solución definitiva es practicar un bypass, que consiste en realizar una derivación vascular o revascularización, conectando un extremo de la arteria aorta, mediante una vena u otra arteria del organismo, a la parte sana de la arteria coronaria, salvando la parte lesionada.

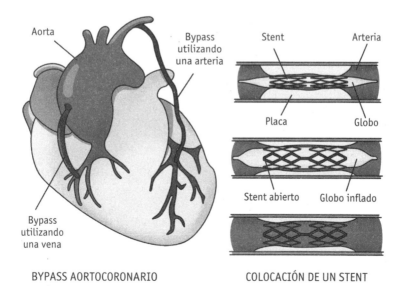

BYPASS AORTOCORONARIO   COLOCACIÓN DE UN STENT

Una vez establecido el tratamiento personalizado en cada caso, y tras el alta clínica, comienza el periodo de recuperación y rehabilitación cardiaca, con los medicamentos indicados por el médico y, sobre todo, siguiendo las recomendaciones dietéticas y practicando el ejercicio físico que sea más adecuado para cada paciente.

¿Cómo podemos prevenir la cardiopatía isquémica?

Merece la pena repetir que estamos hablando de una de las enfermedades cardiovasculares más frecuentes e importantes, que constituye la primera causa de muerte evitable, y que podemos prevenir con solo modificar nuestros hábitos de vida.

Es cierto que resulta muy difícil establecer programas preventivos porque, como dice nuestro refranero, «no sabemos lo que tenemos hasta que lo perdemos»; con demasiada frecuencia únicamente valoramos la salud cuando nos falta.

La evidencia científica ha demostrado desde hace mucho tiempo que la cardiopatía isquémica se puede prevenir teniendo en cuenta los puntos del siguiente decálogo.

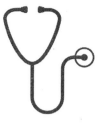

Decálogo para la prevención de la cardiopatía isquémica o enfermedad de las arterias coronarias

1. Realizar una revisión periódica y preventiva con nuestro médico de cabecera al menos una vez al año a partir de entre los 45 y 50 años.

2. Seguir la dieta mediterránea, evitando el consumo de grasas animales y otros alimentos ricos en colesterol.

3. Intentar mantener nuestro peso saludable o índice de masa corporal (IMC):

$$IMC = \frac{\text{Peso en kg}}{\text{Estatura en (m)}^2}$$

Saludable: hasta 24,9
Sobrepeso: 25 a 29,9
Obesidad: 30 a 39,9
Obesidad mórbida: mayor de 40

4. Controlar nuestro perímetro abdominal: en las mujeres por debajo de los 88 centímetros, y en el hombre, menos de 102 centímetros.

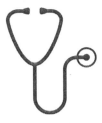

5. Evitar el sedentarismo: caminar todos los días, con paso ligero, al menos durante 40-50 minutos.

6. Evitar el consumo de tabaco.

7. No consumir alcohol en exceso.

8. Controlar adecuadamente la hipertensión arterial y la diabetes *mellitus*.

9. Disminuir al máximo las situaciones frecuentes de estrés.

10. Vacunarse todos los años contra la gripe y el neumococo, cuando lo indique el médico de cabecera.

11

Doctor, ¿cuál es la mejor alimentación para mantener una salud potente?

Si me centrara únicamente en responder a la pregunta del título, la respuesta sería muy sencilla: la mejor alimentación, la más saludable, es la que usted elija cada día dependiendo de sus necesidades, pero entendiendo que cada uno de los alimentos que formen parte de nuestra dieta diaria serán los que aporten los nutrientes necesarios para nuestro organismo. Pero no nos podemos quedar en una respuesta tan simple.

¿Se ha planteado usted en alguna ocasión que alimentación no es lo mismo que nutrición y que son conceptos muy diferentes? Antes de seguir leyendo, ¿cree usted que se alimenta adecuadamente? ¿Qué cree que es más importante, alimentarse bien o nutrirse de forma conveniente?

Seguro que habrá leído o escuchado alguna vez que «somos lo que comemos», una frase que se atribuye erróneamente en muchos textos a Hipócrates, cuando en realidad pertenece a Ludwig Feuerbach, un controvertido biólogo alemán, y que aparece en sus escritos sobre enseñanza de la alimentación en 1850.

La alimentación y la nutrición saludables, desde hace años, han sufrido un sinfín de bulos e intereses comerciales y de investigación, así como de indicaciones clínicas para múltiples enfermedades desde que internet llegó a nuestras vidas, lo que ha contribuido a confundir a muchas personas y a que los expertos en nutrición y alimentación hayan perdido en muchas ocasiones su credibilidad. Así, el pescado azul hace años era perjudicial para la salud y hoy es uno de los elementos imprescindibles en la alimentación saludable; los frutos secos son actualmente reconocidos por todos los especialistas en nutrición por ser ricos en ácidos grasos omega-3 y omega-6, pero hace pocos años nadie los recomendaba; el aceite de oliva ha pasado por diferentes etapas en cuanto a su reconocimiento social, aunque hoy sabemos que es el verdadero emblema de la dieta saludable mediterránea; y el huevo, que ha sufrido tantos bulos que continúa confundiendo a la población general: de ser muy peligroso, afortunadamente ha llegado a ser considerado el alimento más completo desde el punto de vista nutricional. Y no nos olvidemos de las frecuentes noticias falsas que aparecen sobre el pan y los hidratos de carbono, cuando aseguran sin fundamento alguno que es aconsejable dejar de comerlo para adelgazar, que la miga engorda más que la corteza, que el pan integral tiene muchas menos calorías o que tomar hidratos de carbono por la noche engorda más que hacerlo a cualquier otra hora del día.

¿En qué se diferencia la alimentación de la nutrición?

No es lo mismo alimentarse que nutrirse porque, aunque son dos conceptos que están muy íntimamente ligados entre sí, debemos diferenciarlos para mejorar nuestra salud. La alimentación es un acto consciente y modificable con nuestros hábitos de vida, mientras que la nutrición es un proceso inconsciente e involuntario del que se encarga nuestro metabolismo individual, comenzando con la digestión de los alimentos que ingerimos y terminando con la expulsión de los residuos en forma de heces con la deposición, que también es un acto voluntario, por lo que lo deberemos tener muy en cuenta para modificar nuestros hábitos de eliminación educando convenientemente nuestro intestino. En resumen, la nutrición consiste en todos y cada uno de los procesos metabólicos que se realizan en nuestro organismo para utilizar de forma adecuada los nutrientes que forman parte de los alimentos que comemos.

¿Cuáles son las fases de la alimentación?

La alimentación es un proceso consciente y voluntario y que, por lo tanto, podemos modificar con solo cambiar nuestros hábitos diarios.

Fases del proceso de la alimentación
1. Lista de la compra
2. ¿Mercado o supermercado?
3. Almacenamiento de alimentos
4. El arte culinario
5. Emplatar de forma atractiva
6. Masticar despacio y tragar lentamente

La primera fase de este proceso debe realizarse en casa, escribiendo nuestra lista de la compra de acuerdo con las comidas que pensamos hacer, y la segunda fase, ya en el mercado o en el supermercado, cumpliendo los objetivos que hemos planificado y que estarán dentro de los alimentos que queremos comprar.

Evidentemente estas dos fases dependerán, como es lógico, de las necesidades individuales de cada uno de los miembros de la unidad familiar: los bebés y los niños pequeños, los jóvenes en crecimiento y maduración, los adultos, nuestros mayores y los que padezcan cualquier tipo de enfermedad.

La tercera fase consiste en el adecuado almacenamiento de cada uno de los alimentos que hemos comprado, donde debemos tener un especial cuidado con los congelados y la temperatura necesaria tanto en el frigorífico como en el almacén o alacena de nuestra cocina.

El arte culinario forma parte de la cuarta fase de la alimentación. Consiste en el modo de preparar y cocinar los alimentos comprados y que formarán parte del menú que hemos planificado con anterioridad. Pero no termina ahí el proceso de la alimentación; llegamos a la quinta fase, que consiste en emplatar las comidas de forma atractiva, un verdadero arte que debemos tener en cuenta para que los alimentos resulten sugerentes y agradables a la vista y al olfato, los principales sentidos que funcionan cuando nos sentamos a la mesa justo antes de comer.

Termina este proceso con la sexta fase, que consiste en aprender a masticar despacio, dejando el cubierto en la mesa después de cada bocado, y en tragar lentamente la comida masticada para evitar atragantamientos y favorecer el proceso de la digestión, que ya forma parte de la nutrición. Se trata de aceptar que, con nuestra voluntad e intención, podemos mejorar notablemente nuestra salud y la de toda la familia, sabiendo elegir los alimentos adecuados y el procedimiento culinario más saludable, lo que sin duda contribuirá a mantener nuestra salud en un nivel óptimo y a mejorar o controlar de forma conveniente un sinfín de enfermedades. Merece la pena recordar a Hipócrates cuando nos decía: «Sea tu alimento tu medicina y tu medicina tu alimento».

¿La nutrición también tiene diferentes fases?

Evidentemente así es, y son fundamentales para mantener un buen estado de salud: la ingestión y el tránsito de los alimentos a través del esófago, la digestión en el estómago, la absorción en el intestino delgado, el transporte y distribución de los nutrientes a través de la sangre, el metabolismo en el hígado y otros órganos, el almacenamiento, el ahorro de agua en el colon, la formación de heces y su eliminación. Se trata, por lo tanto, de un verdadero proceso totalmente involuntario e inconsciente, sobre el que no podemos actuar; de ahí la importancia de centrarnos en las fases de la alimentación para que, con nuestras razonables decisiones, sea posible que gocemos de una salud global y permanente, e incluso colaborar a curar y mejorar la gran mayoría de enfermedades.

Fases del proceso de la nutrición
1. Ingestión y tránsito hacia el estómago
2. Digestión
3. Absorción
4. Transporte y distribución de nutrientes
5. Ahorro de agua
6. Formación y eliminación de las heces

La primera fase (ingestión y tránsito de alimentos hacia el estómago) comienza una vez que hemos tragado la comida previamente masticada, que pasará al estómago a través del esófago. Tras haber empujado nuestra lengua hacia atrás para asegurar el cierre del aparato respiratorio gracias al movimiento de la glotis, el bolo alimenticio pasa al esófago, que tiene sus propios músculos que se contraen para desplazar el alimento hasta el estómago. El esófago, con sus peculiares movimientos (movimientos peristálticos), lucha contra la fuerza de la gravedad y hace que los alimentos lleguen al cardias, que es la entrada al estómago y que está reforzado por las fibras musculares que proceden del diafragma, formando lo que denominamos hiato diafragmático, un verdadero esfínter que además es el que se encarga de cerrar el cardias una vez que los alimentos tragados llegan al estómago, evitando que regresen al esófago, y que se produzca un reflujo gastroesofágico.

El protagonista de la segunda fase (digestión) es el estómago, que recibe la comida desde el esófago para comenzar el proceso de la digestión gracias a los jugos gástricos (enzimas digestivas como la pepsina) y a su contenido en ácido clorhídrico, que son los encargados de batir, descomponer y degradar minuciosamente todos los alimentos y de una forma especial las proteínas y las grasas, sin afectar al estómago debido a su mucosa protectora, capaz de aguantar la agresión del ácido clorhídrico.

El estómago cuenta con un sistema muscular propio que le infiere una gran capacidad de dilatación y una importante elasticidad para acumular hasta 4 litros de comida (puede aumentar su capacidad hasta entre 60 y 70 veces), que favorecen el proceso de la digestión.

Veamos ahora en qué consiste la tercera fase (absorción): la comida, triturada y mezclada, se licúa formando lo que denominamos quimo (una especie de papilla), facilitando su camino hacia el intestino delgado para que comience el verdadero proceso de la absorción y asimilación de todos los principios inmediatos, las vitaminas y los minerales. Esto lo hace a través del esfínter de salida del estómago, denominado píloro, que significa «portero» y que es el que regula el paso hacia el intestino delgado, donde comienza la tercera fase del proceso de nutrición.

La cuarta fase (transporte y distribución de los nutrientes) se realiza a través de la potente vascularización que tiene nuestro aparato digestivo, y se acompaña del metabolismo de todos los principios inmediatos, las vitaminas y los minerales y del adecuado almacenamiento en todas las células de nuestro organismo para que puedan seguir realizando cada una de sus funciones vitales.

Pero volvamos a nuestro intestino, y en este caso al intestino grueso, que es donde se desarrolla la quinta fase de la nutrición, y que consiste en «ahorrar el agua», fundamental para todos los procesos metabólicos de nuestro organismo, con lo que el producto final de la digestión que se transporta a través de las diferentes partes del colon se va deshidratando poco a poco, formando los residuos de nuestra alimentación. Hablamos de las heces, que son las protagonistas de la sexta y última fase de la nutrición (formación de heces y su eliminación), que siempre deberemos tener en cuenta para gozar de una salud plena, porque en muchas ocasiones los alimentos que comemos son los que interfieren directa o indirectamente en que la defecación sea consistente, periódica y que facilite el trabajo del esfínter anal, al que también debemos educar diariamente.

¿Cuál es entonces la alimentación más recomendable para poder mantener un buen estado de salud?

La alimentación más saludable, recomendada por todos los especialistas y en todo el mundo, no es otra que la que recogemos en nuestra pirámide de la dieta mediterránea:

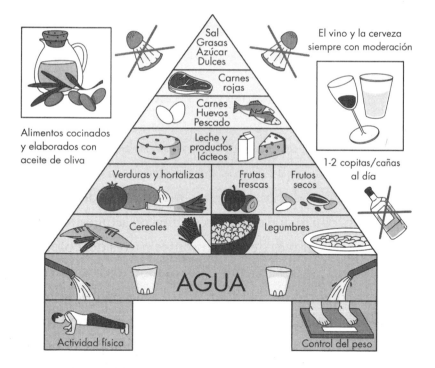

Como puede ver, nuestra pirámide se apoya en dos pilares y se compone de una base y seis escalones, cada uno de ellos con una superficie determinada para que se aprecie su importancia en el conjunto de la pirámide. Los alimentos que se encuentran en la base son los que hemos de tomar con más frecuencia, mientras que los que forman parte del vértice son alimentos que debemos tomar con mucha moderación y sentido común.

La base de la pirámide, que es el área de mayor superficie y que está representada por el agua, nos quiere recordar que se trata del mejor alimento y medicamento en todos los casos. También es importante resaltar que los pilares de nuestra pirámide son totalmente esenciales para mantener un óptimo grado de salud: el control de nuestro peso saludable y la práctica moderada y regular del ejercicio físico.

Llama la atención que en la imagen el salero aparece tachado, porque lo más saludable es no ponerlo en la mesa, ya que el exceso de sal es perjudicial para nuestra salud.

Por otra parte, es importante destacar que una de las recomendaciones más sanas a la hora de alimentarnos es recordar que siempre es aconsejable comer 5 o 6 veces al día: un buen desayuno, que es la comida más importante del día; un tentempié a media mañana, con una pieza de fruta por ejemplo; una comida no demasiado copiosa para no forzar la digestión; otro refrigerio a media tarde, que puede ser otra pieza de fruta o un puñado de frutos secos; y una cena ligera para que luego podamos descansar con un sueño reparador y saludable. Y a veces, y dependiendo de los hábitos de vida de cada persona, también se puede añadir lo que denominamos resopón, antes de irnos a dormir, que puede ser un vaso de leche, un zumo, una pieza de fruta o un yogur.

Y si queremos conseguir un estado óptimo de salud a través de nuestra alimentación, que es el verdadero objetivo de este capítulo, le recomiendo que intente cumplir con cada uno de los siguientes puntos de nuestro decálogo.

Come poco y cena más poco,
que la salud de todo el cuerpo se fragua
en la oficina del estómago.

Miguel de Cervantes, *Don Quijote de la Mancha*

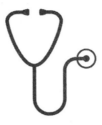

Decálogo de la alimentación saludable

1. La alimentación diaria debe ser variada, equilibrada, agradable y atractiva.
2. El contenido diario de calorías ha de respetar los siguientes porcentajes:

    Hidratos de carbono: 55-60 %
    Grasas: 25-30 %
    Proteínas: 15 %

3. La alimentación será rica en fibra vegetal: legumbres, cereales, hortalizas, verduras, frutas frescas y frutos secos.
4. Debemos aumentar el consumo de grasas vegetales.
5. Hay que tener mucho cuidado con el exceso de grasas animales (grasas saturadas).
6. El pescado azul es cardiosaludable, gracias a la presencia de ácidos grasos omega-3.
7. El aceite de oliva es el alimento emblemático de la dieta mediterránea.
8. La leche y los derivados lácteos son la principal fuente de calcio.

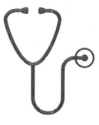

9. Beber de 1,5 a 2 litros de líquidos al día: agua, leche, zumos, caldos, refrescos y bebidas isotónicas.
10. Hacer como mínimo 5 comidas al día: desayuno, media mañana, comida, media tarde y cena. Y, si es posible, tomar algo suave antes de ir a dormir.

12

Doctor, ¿cómo debemos actuar si vemos que alguien sufre un atragantamiento y parece asfixiarse?

Con toda probabilidad, en alguna ocasión habrá presenciado —si a usted mismo no le ha pasado, que ya sería raro— como alguien de su familia o algún amigo se atragantaba mientras estaba comiendo o bebiendo agua con la comida. «¡Se me ha ido por otro sitio!», es lo que normalmente decimos. Y la verdad es que la mayoría de las veces parece que se va a otro sitio, al aparato respiratorio, cuando la comida debería continuar su camino por el tubo digestivo. Por suerte, con mucha frecuencia, todo se queda solo en un pequeño susto, gracias a nuestro reflejo de la tos.

Los atragantamientos son más frecuentes en los niños pequeños y las personas mayores, fundamentalmente porque unos no tienen desarrollado del todo el reflejo de la deglución y los otros lo tienen algo deteriorado como consecuencia del envejecimiento. Pero la verdad es que se trata de un accidente que debe considerarse siempre grave, con riesgo incluso para la vida, por lo que todos deberíamos saber qué hacer ante una situación como esta.

Jugar con algo en la boca como el capuchón de un bolígrafo, una pieza pequeña de algún juguete, un chicle, un caramelo; comer cacahuetes, salchichas, etc., o no masticar adecuadamente la comida pueden ser auténticos factores de riesgo para que se produzca un atragantamiento. Lo que sucede es que el tubo respiratorio o tráquea, que se halla en la parte delantera de nuestro cuello, tiene una «tapa de seguridad», la epiglotis, que cierra el aparato respiratorio cuando tragamos la comida o un líquido. De este modo, cuando ingerimos algún alimento o líquido, la lengua se echa hacia atrás, empujando la glotis y dejando el paso libre al esófago, que está justo detrás de la tráquea.

Cuando esto no sucede de forma correcta, se produce el atragantamiento, que se acompaña de unos síntomas y signos que todos podemos identificar como verdaderamente graves y críticos: el niño o cualquier otra persona comienza a respirar por la boca con mucha intensidad pero sin conseguirlo, tose con fuerza para intentar expulsar el objeto que obstruye la tráquea, su cara se enrojece y se lleva las manos al cuello —señal inequívoca de que se está asfixiando—; luego aparece la cianosis (color azulado) en la cara y los labios, porque le falta el oxígeno necesario, y a veces incluso llega a perder el conocimiento por esta misma razón, y hasta puede producirse la muerte si no actuamos con rapidez y serenidad.

Antes de llegar a ese momento fatal, debemos poner en práctica la conocida maniobra de Heimlich que, sin duda, sirve en muchas ocasiones para salvar una vida. Al mismo tiempo pediremos a alguien que llame al 112, servicio a través del cual incluso nos podrán ayudar por teléfono mientras acuden los especialistas de urgencia.

Si se trata de un niño, lo pondremos a horcajadas sobre nuestro brazo izquierdo, boca abajo y con el cuerpo inclinado hacia abajo para favorecer la expulsión del objeto por la fuerza de la gravedad, y meteremos nuestros dedos en su boca. En ese momento le daremos cinco golpes secos en la espalda, con la palma de la mano derecha, entre los omóplatos o «paletillas»; si no funciona, le daremos la vuelta en la misma posición y le presionaremos cinco veces en el pecho, justo debajo del esternón, para aumentar la presión en el tórax, lo que favorecerá la expulsión del objeto que obstruye la vía respiratoria. La secuencia en este caso será de cinco golpes en la espalda, seguidos de cinco presiones en el tórax, y vuelta a empezar.

Si se trata de un adulto, le pediremos que tosa con fuerza, y si no expulsa el objeto que le atraganta, le colocaremos inclinado hacia delante y le daremos cinco golpes secos en la espalda, igual que con los niños; si no funciona, nos pondremos a su espalda y le abrazaremos con nuestros brazos por debajo de sus axilas. Pondremos nuestra mano izquierda en forma de puño en lo que se conoce como boca del estómago, justo por debajo del esternón, colocaremos nuestra mano derecha encima del puño izquierdo y haremos una fuerte compresión, seca y hacia dentro y arriba, para aumentar la presión intratorácica, lo que obligará a expulsar el aire con más fuerza; esa fuerza será la que arrastre hacia fuera el objeto que está provocando la situación de asfixia y habremos contribuido a salvar una vida. La secuencia en este caso sigue siendo la misma que con los niños: cinco golpes en la espalda, cinco compresiones en el tórax, y vuelta a empezar.

Actualmente contamos también con dispositivos de emergencia que podemos utilizar todos en estos casos y que gracias a la aspiración que producen consiguen desobstruir las vías respiratorias.

En esta situación, como en tantas otras, aprender primeros auxilios puede ayudar a salvar una vida.

13

Doctor, creo que tengo una infección sexual, pero no me atrevo a ir al médico. ¿Qué puedo hacer?

El miedo es el peor compañero en todas las circunstancias de la vida, pero ante una enfermedad puede ser el desencadenante de muchas complicaciones, e incluso de la muerte. Cuando alguien no se atreve a ir al médico, ¿es por miedo a que no le realice el diagnóstico correcto o por miedo y vergüenza a que su enfermedad, como puede ser en este caso, pueda provocar un rechazo social en su familia, sus amigos y en su entorno laboral?

Para comenzar este importante capítulo, creo que es fundamental aclarar a qué nos referimos cuando hablamos de infecciones sexuales (o enfermedades venéreas, un término procedente de la Edad Media que se utilizó para referirse a las enfermedades de transmisión sexual o, como ahora se denominan, infecciones de transmisión sexual).

En su conjunto, se trata de enfermedades tan antiguas como la propia humanidad, pero fue en el Medievo cuando se denominaron como venéreas, ya que se contraían a través del placer, el deleite sexual y el deseo carnal. Se culpaba de ellas especialmente a las mujeres, que según la Iglesia católica eran las únicas responsables del contagio y la propagación de estas enfermedades, apoyándose en la lujuria de Venus, diosa pagana del amor, el deseo sexual, la belleza y la fertilidad, que posteriormente se convirtió en la patrona de las prostitutas.

De esta forma, las enfermedades venéreas se han relacionado hasta hace muy poco tiempo con el contagio que la mujer provoca a través de la prostitución, un claro error que trataremos de explicar, como siempre, con el rigor de la ciencia y la evidencia. (La palabra «venéreo» procede del latín *venereus*, y significa «lo que de Venus emana», mientras que «Venus» etimológicamente significa «placer carnal»).

¿Cómo se debe denominar a estas enfermedades?

Debido al afán por mejorar cada día, gracias a los avances de la ciencia, los profesionales contribuyen a cambiar la denominación de algunas enfermedades. En este caso, primero se conocían como enfermedades venéreas, y luego se estudiaron como enfermedades de transmisión sexual (ETS), para pasar al momento actual en el que en todos los textos científicos se denominan infecciones de transmisión sexual (ITS). Se trata de recordar así que son enfermedades infecciosas que se transmiten a través de las relaciones sexuales sin protección, aunque, como veremos, también se pueden contagiar a través de la vía sanguínea en muchos casos, como sucede en las hepatitis B y C.

¿Cuáles son las infecciones de transmisión sexual (ITS) más frecuentes?

La gonorrea —también conocida como gonococia, blenorragia o purgaciones—, la sífilis, la clamidia (especialmente frecuente), el virus del papiloma humano, los herpes genitales, las hepatitis B y C y el sida son las ITS que con más frecuencia se dan en nuestra vida diaria y que están emergiendo, y cada vez con más frecuencia, como consecuencia de la globalización del planeta, el gran auge de internet y las redes sociales, la promiscuidad y las relaciones sexuales rápidas y fugaces de una noche y, sobre todo, por la disminución de la percepción de riesgo, cada vez más notable en todos los grupos de población, aunque mayoritariamente entre los más jóvenes; en definitiva, por nuestros hábitos de vida poco seguros.

Existen evidencias científicas que demuestran que estas enfermedades son más frecuentes durante las vacaciones del verano, como consecuencia de nuestra relajación; el calor, las fiestas, los viajes de turismo sexual, la nueva moda del «chemsex» (mezcla de drogas psicoactivas y sexo inseguro), el aumento de las horas de luz solar y de la testosterona, la serotonina y las endorfinas incrementan nuestra sensación de placer y hacen que bajemos la guardia. Estas son hormonas que, sumadas a las feromonas de nuestro sudor que potencian el atractivo sexual, hacen que disminuya nuestra percepción de riesgo al pensar que la mayoría de las infecciones son curables o, como en el caso del sida, cronificables, y que practiquemos sexo con distintas parejas sin la imprescindible protección del preservativo, arruinando nuestras deseadas vacaciones.

Estos factores y prácticas de riesgo también son las que desencadenan, y cada vez con más frecuencia, la mononucleosis infecciosa (producida por el virus de Epstein-Barr), también conocida como la «enfermedad del beso» porque se contagia directamente a través de la saliva y que yo también denomino como la «enfermedad del vaso», para recordar que cada vez es más frecuente su contagio por compartir las botellas y los vasos durante las fiestas y botellones.

¿Cuáles son los síntomas más frecuentes de las ITS?

Todas estas enfermedades tienen en común que su periodo de incubación es de días o semanas, y que suelen ser «silenciosas» porque sus síntomas, en general, son inespecíficos; por esta razón no le damos la importancia que merecen hasta que se manifiestan claramente, sobre todo en el aparato genital masculino o femenino, a veces en forma de verrugas y úlceras genitales, aunque también pueden afectar a otros órganos. Es fundamental que, para evitar su transmisión a otras personas, todas aquellas que tengan relaciones sexuales con parejas diferentes, y sobre todo si no han utilizado el preservativo, acudan a los controles periódicos con su médico de cabecera en el centro de salud.

En las mujeres suelen presentarse estas enfermedades en forma de un aumento en la secreción vaginal, espesa y de mal olor, dolor y escozor al orinar y al mantener relaciones sexuales, así como sangrado vaginal entre sus ciclos menstruales (metrorragias), especialmente frecuente en la infección por clamidias, que es mucho más usual entre las mujeres.

En los hombres lo más habitual es la secreción purulenta por la uretra, además de olor y escozor, tanto al orinar como en las relaciones sexuales. Esa secreción se observa con una mancha amarillenta muy característica en la ropa interior.

Cuando se mantienen relaciones sexuales anales, es común el dolor en el recto, incluso con secreción de pus y pequeños sangrados.

A menudo se observan pequeñas úlceras o heridas en los genitales, en el ano o en la boca, dependiendo de la práctica sexual en cada caso.

También es posible que se inflamen los ganglios linfáticos de la zona, como defensa ante la infección, provocando pequeños bultos en las ingles que suelen ser dolorosos y que se conocen como adenopatías.

Si estas enfermedades no se detectan a tiempo y no se tratan adecuadamente, pueden llegar a producir alteraciones en el organismo como artritis, cardiopatías, lesiones oculares, enfermedad pélvica inflamatoria, esterilidad y cáncer de cuello uterino, como sucede ante la infección por el virus del papiloma humano, al margen de las complicaciones que pueden darse durante el embarazo o el parto, desarrollando la infección del recién nacido.

¿En qué consiste el diagnóstico y el tratamiento de las ITS y qué especialista lo realiza?

Durante años han sido los dermatólogos los médicos que más experiencia han tenido tanto en el diagnóstico como en el tratamiento y la prevención de las ITS, sobre todo porque su especialidad se denomina dermatología medicoquirúrgica y venereología, pero con el tiempo el segundo apellido ha ido cayendo en desuso, aunque los diferentes grupos de investigación en esta área y la propia Academia Española de Dermatología y Venereología están tratando de recuperarlo, por el incremento de personas que padecen estas enfermedades.

Acudir a la consulta del dermatólogo está totalmente indicado en estos casos, aunque no debe ser la primera opción. Ante cualquiera de los síntomas que hemos recordado anteriormente, lo mejor es acudir a la consulta de nuestro médico de familia en el centro de salud, que será quien, tras la exploración adecuada, y al conocer nuestra historia clínica, nos recomiende la consulta con el dermatólogo venereólogo, o bien con el ginecólogo o el urólogo, dependiendo de cada caso en particular.

También nuestro médico de cabecera nos indicará las pruebas diagnósticas más precisas para acercarse a un primer diagnóstico, que se realiza a través de la exploración clínica, y de las pruebas complementarias, que consisten en los análisis de sangre y el estudio microbiológico de las muestras faríngeas, genitales y anales. Todas las pruebas siempre se realizarán dentro de la total intimidad y confidencialidad del paciente; nuestro médico nos recordará en todo momento la importancia que tiene comunicar a la pareja, o parejas, que se ha contraído una enfermedad que se transmite muy fácilmente por las relaciones sexuales, con el fin de instaurar el tratamiento adecuado lo más pronto posible y evitar nuevos contagios.

Todas estas enfermedades, incluido el sida, han mejorado notablemente en su evolución clínica, disminuyendo tanto su morbilidad como su mortalidad, gracias los antibióticos de nueva generación y a los antivirales más recientes. Y este hecho, el de la curación y que el sida hoy ya no se considere como una enfermedad mortal, sino una enfermedad crónica, es el principal desencadenante de la peligrosa disminución de la percepción de riesgo por una gran parte de la población.

Por otro lado, el miedo y la vergüenza para acudir al médico ante la posibilidad de padecer una de estas enfermedades hacen que muchas personas prefieran encomendar peligrosamente su vida al «Dr. Google», utilizando diferentes antibióticos que, con frecuencia, ni son los más indicados ni se toman en las dosis adecuadas, lo que provoca que cada vez nos encontremos con muchas resistencias bacterianas que hacen que la curación definitiva sea mucho más difícil; además de no ser eficaces, siguen siendo un claro foco de transmisión para sus parejas.

Recordemos las principales prácticas de riesgo de las ITS

Como hemos insistido en varios capítulos del libro, para prevenir todas las enfermedades es fundamental conocer los factores de riesgo que las pueden llegar a desencadenar, pero más importante aún es recordar las prácticas de riesgo de las que somos responsables cada uno de nosotros.

Hace más de 2.500 años Demócrito dijo que «la salud no depende de los dioses, sino de nosotros mismos», y llevaba toda la razón. Lo que es difícil entender es que, en el momento actual en el que cualquiera tiene acceso a toda la información sobre las ITS, todavía haya tantas personas que «juegan a la ruleta rusa», poniendo en riesgo su vida y la de sus parejas sexuales. Algo parecido está pasando con la COVID-19, porque con el paso del tiempo disminuye la percepción de riesgo individual y personal, lo que pone en claro riesgo la vida de todos.

Todavía son muchas las personas que me preguntan en mis colaboraciones en los medios de comunicación o a través de Twitter si, por una sola vez que se realice sexo sin preservativo, se puede contraer una de estas enfermedades. Mi respuesta desde hace muchos años sigue siendo la misma, y es otra pregunta: ¿qué le diría a su hija de 15 años si le preguntara si puede quedarse embarazada por una sola relación sexual sin preservativo? En la medicina basada en la evidencia, siempre utilizamos datos según las estadísticas clínicas y epidemiológicas, lo que nos hace tener que insistir una vez más que sí, que una sola relación sexual sin protección puede desembocar en un embarazo o en una ITS.

En definitiva, la práctica de riesgo más frecuente consiste en mantener relaciones sexuales vaginales, anales u orales sin el preservativo, o utilizándolo de forma inadecuada al añadir lubricantes con aceites como la vaselina, que pueden disminuir su integridad y seguridad.

Existen estudios científicos que han demostrado que la circuncisión masculina disminuye el riesgo de contraer la infección por el VIH en un 60 %, e incluso la del virus del papiloma humano, pero siguen siendo estadísticas, por lo que fiarse en este caso es una verdadera práctica de riesgo.

También es un riesgo asumido por todos, pero que cuesta demasiado asimilar, el hecho de practicar sexo con distintas parejas, sobre todo si no se utiliza el preservativo.

El consumo de alcohol y otras drogas recreativas, como la práctica del cada vez más frecuente «chemsex», citado anteriormente, pueden conllevar a una clara pérdida del control personal ante el estímulo sexual, por lo que su consumo también debe ser considerado como una verdadera práctica de riesgo.

Por otra parte, es fundamental tener en cuenta que las ITS no solo se transmiten por vía sexual, aunque su denominación clínica así lo refiera, sino que también pueden transmitirse por vía sanguínea, como es el caso del VIH, la hepatitis B y la hepatitis C, por el uso de las drogas que se consumen por vía parenteral, compartiendo las agujas porque forman parte del «ritual», o por la realización de piercings y tatuajes sin el material estéril obligado.

También es un riesgo creer que, por utilizar cualquier medio anticonceptivo, estamos ante una relación sexual segura. Desde que se inició el consumo de la conocida «píldora del día después», muchos jóvenes han relajado su conducta sexual dejando de utilizar el preservativo, sin darse cuenta de que con este medicamento pueden evitar un embarazo, aunque no siempre, pero en ningún caso pueden asegurar la prevención de las ITS.

Todavía muchos jóvenes y no tan jóvenes siguen pensando erróneamente que el sexo oral o las relaciones sexuales sin penetración no son prácticas de riesgo. Contraer una ITS por la práctica de sexo oral es menos frecuente, pero por supuesto que es posible, al igual que lo es que el virus del papiloma humano se puede transmitir por el contacto de los órganos genitales.

El sida, un claro ejemplo de rechazo y marginación social

Desde 1981, fecha en que se tiene realmente conocimiento del primer caso de sida documentado en el hospital Monte Sinaí de Nueva York, muchas han sido las campañas informativas y educativas realizadas a través de los diferentes medios de comunicación social, internet y las redes sociales para intentar sensibilizar a la población de la importancia de establecer verdaderos programas de prevención donde cada uno de nosotros hemos de ser los verdaderos protagonistas.

Pero a pesar de todos los intentos, España continúa estando a la cabeza de las estadísticas europeas tanto en casos acumulados como en nuevos casos de la enfermedad, lo que hace suponer que se necesita incidir mucho más en la población en materia de educación sexual. A tenor de los resultados, bien pudiera parecer que cosas tan sencillas como el mecanismo y las vías de transmisión del virus, y la definición de prácticas de riesgo, no estén claras entre la población general y sobre todo entre nuestros jóvenes.

Desde el principio de la pandemia de sida, y aún hoy, podemos leer en muchos medios de comunicación, y lo que es más grave en algunos textos científicos, que es una enfermedad contagiosa, cuando la verdad es que se trata de una enfermedad infecciosa transmisible, que es algo bien diferente. La gripe, o la COVID-19, sí son enfermedades infecciosas contagiosas, por lo que estar cerca de una persona que la padece puede contribuir a que podamos padecer la enfermedad, toda vez que tanto el virus de la gripe como el de la COVID-19 se contagian a través de las minúsculas gotitas de saliva, las gotitas de Flügge que todos expulsamos al hablar, al toser, al estornudar o simplemente al reír, que en muchas ocasiones conforman los aerosoles que respiramos.

Pero el caso del sida es bien diferente; no existe posibilidad de contraer la enfermedad por el hecho de convivir con un enfermo, por charlar con él, por trabajar con él, por abrazarle o incluso por besarle. Hablar de contagio, en lugar de transmisión, hace que cada vez aumenten más los casos de verdadera discriminación y rechazo social, familiar y laboral de las personas que están diagnosticadas de esta enfermedad.

El sida no se contagia, se transmite. Lo que significa que se necesita de un contacto directo de la sangre de la persona sana, con la sangre o algunos de los fluidos corporales de la persona infectada, como es el caso del semen, el flujo vaginal o la leche materna.

Sin duda que las diferencias abismales entre estos dos conceptos nos han de hacer reflexionar en que esta enfermedad no solo es de transmisión sexual, sino que también se contagia por vía sanguínea, lo que hace que ya no podamos hablar de grupos de riesgo, sino de prácticas de riesgo, como hemos dicho al principio de este capítulo.

El claro error en la historia de esta enfermedad, en relación a la confusión social en cuanto a los términos de contagio y transmisión, comenzó con la publicación del primer caso en 1981, atribuyéndolo, de igual forma que en los sucesivos, a los homosexuales, por lo que este grupo de personas eran los que más riesgo tenían para contraer la enfermedad. Poco tiempo después, la epidemiología y la evidencia médica fueron añadiendo otros grupos de población para conformar lo que se conoce como «las cinco haches del sida»: «homosexuales», «heroinómanos», «haitianos», «hemofílicos» y «heterosexuales», como únicos grupos de riesgo para contraer el sida, una conclusión totalmente equivocada y el tiempo así lo ha demostrado.

Afortunadamente las cosas van cambiando para bien, aunque poco a poco y ahora ya, estas cinco haches se han «globalizado» y reconvertido en una sola: la h de humanidad, porque realmente todos, absolutamente todos, podemos estar en riesgo de contraer esta enfermedad si realizamos alguna práctica de riesgo, como el intercambio de jeringuillas, una transfusión sin los controles de calidad, el sexo sin protección y, cómo no, la nueva moda del piercing y el tatuaje que no en pocas ocasiones se realizan los más jóvenes y algunos adultos en condiciones de poca seguridad en locales clandestinos con el fin de ahorrar unos pocos euros.

Y precisamente por ello, hoy, cuando hablamos de esta enfermedad infecciosa de transmisión sexual, todos debemos aceptar que hemos de hablar de prácticas de riesgo y no de grupos de riesgo.

No hay duda de que, como reza en la política de algunos gobernantes estadounidenses, la abstinencia sexual es el método más eficaz, tanto para evitar un embarazo no deseado como para prevenir las diferentes ITS, pero admitir este principio es como practicar la política del avestruz que no quiere ver el riesgo que se avecina. Seamos realistas y admitamos que las relaciones sexuales seguirán existiendo y que nuestra obligación, la de todos, la de los profesionales sanitarios, las de los educadores y padres y la de los medios de comunicación social, es hablar con claridad del sexo y sobre todo del sexo seguro, porque en la lucha contra el sida, el preservativo puede salvar muchas vidas.

14

Doctor, mi padre tuvo cáncer de pulmón. ¿Eso quiere decir que yo también tendré esta enfermedad? ¿El cáncer es hereditario?

Ante una pregunta tan concreta, la respuesta definitiva debe ser que no, porque los cambios genéticos asociados con el cáncer de pulmón generalmente no son heredados, sino adquiridos; el hecho de que su padre desarrollara un cáncer de pulmón no significa que sus hijos lo vayan a padecer, aunque, como tantas veces digo, la medicina en muy pocas ocasiones puede responder con un sí o un no rotundos, ya que con frecuencia requiere de determinadas matizaciones.

No obstante, según los estudios científicos, solo el 5 % de los casos de cáncer en general se relacionan, y no siempre directamente, con un gen heredado de los padres, lo que significa que el 95 % de los casos de cánceres no son hereditarios genéticamente. Hoy podemos asegurar, con una probabilidad superior al 95 %, que el consumo de tabaco es el desencadenante y causante de esta enfermedad.

Cuando hablamos de herencia en medicina, siempre nos centramos en el genoma y los genes, pero no es cuestión baladí recordar que también se heredan las costumbres sociales y los hábitos familiares, y en este caso de una forma importante, pues hasta hace unos años era el padre el que invitaba a fumar a su hijo cuando cumplía los dieciocho años. Hoy, afortunadamente, esto ha cambiado y ahora son los hijos los que aconsejan a sus padres que dejen de fumar.

¿Cómo se llega a desarrollar un cáncer y especialmente el cáncer de pulmón?

El cáncer es la segunda causa de mortalidad en la mayoría de los países desarrollados tras las enfermedades cardiovasculares, llegando a afectar a una de cada cinco personas, lo que supone entre un 20 y un 25 % de la población general; se trata de la segunda causa de muerte prematura, pero evitable en una gran mayoría de casos, siempre que se establezcan verdaderos programas de prevención y diagnóstico precoz.

Cuando en medicina nos referimos a «las tres ces», lo hacemos de forma pedagógica para recordar las tres primeras causas de mortalidad en el mundo occidental: corazón, cáncer y carretera. Las enfermedades cardiovasculares, el cáncer y los accidentes de tráfico son las tres primeras causas de mortalidad, que en la mayoría de los casos son evitables con solo modificar nuestros hábitos de vida.

El término «cáncer» fue acuñado por Hipócrates, el padre de la medicina, cuatro siglos antes de Cristo; procede del griego *karkinos*, que significa «carcinoma» y del latín *cancer*, que viene a representar un crecimiento de forma radial e infiltrante, como si de un verdadero cangrejo se tratara, cuyas patas se identificarían con las temidas metástasis que tan mal pronóstico auguran en la mayoría de los casos.

El desarrollo de un cáncer se caracteriza por el crecimiento anómalo, anárquico, excesivo y descontrolado de determinados grupos de células, como consecuencia de los efectos de determinados agentes cancerígenos o carcinógenos, como los que están presentes en el tabaco, que actúan sobre su código genético, provocando una especie de rebelión de ese grupo celular, que en muchas ocasiones terminan por salir del lugar donde radica la enfermedad, invadiendo finalmente otras estructuras de nuestro organismo, pudiendo llegar a producir la muerte de la persona. De ahí que la presencia de metástasis en el desarrollo del cáncer tenga un peor pronóstico de cara al tratamiento.

¿Cuáles son los agentes cancerígenos o carcinógenos más comunes?

Desde Hipócrates hasta ahora, seguimos tratando de buscar las causas del desarrollo del cáncer, y especialmente el papel que tienen todos los agentes externos a nuestro organismo con los que tenemos que convivir, sobre todo en los países más desarrollados. Hoy sabemos que, en una gran mayoría de casos, son nuestros propios genes los que, al mutar, pueden producir la proliferación de un determinado grupo de células que da lugar a la enfermedad, aunque los que provoquen esta mutación sean determinados agentes del exterior.

El tabaco es el agente carcinógeno por excelencia y la causa directa en el desarrollo de un cáncer de boca, lengua, laringe y pulmón, además de contribuir al cáncer de esófago, estómago, colon, recto y vejiga, entre otros muchos; el alquitrán, las nitrosaminas, el amoniaco, el plomo, el mercurio y los radicales tóxicos son los causantes de las mutaciones genéticas que desarrollan un cáncer.

Las radiaciones de los rayos ultravioletas del sol se asocian con la producción de algunos cánceres dermatológicos, como el melanoma o cáncer maligno de piel. Las radiografías, que en principio pudieran parecer inocuas, se pueden volver especialmente agresivas cuando se abusa de forma innecesaria de ellas, porque su acumulación en nuestro organismo provoca la mutación de algunos genes.

Además de los agentes químicos y la radiación, los virus también pueden ser la causa de algunas mutaciones genéticas, al insertar su propio ADN en el genoma de nuestras células.

En algunas ocasiones los virus llevan en su interior las alteraciones que pueden llegar a producir determinadas mutaciones genéticas en el organismo humano, como sucede con el virus del papiloma humano (cáncer de cuello uterino) o el virus de la hepatitis B y el de la hepatitis C (cáncer de hígado).

¿Cómo se llega al diagnóstico del cáncer?

El diagnóstico precoz del cáncer es la piedra angular para aumentar la supervivencia y ganarle la batalla a este «visitante inesperado e indeseado» que altera nuestra calidad de vida, gracias a los chequeos de salud preventivos.

La mamografía a partir de los 40 años y las revisiones anuales con el ginecólogo, así como la autoexploración mamaria periódica, han sido determinantes para disminuir la mortalidad por cáncer de mama y de útero. El análisis ambulatorio en busca de sangre oculta en heces y la colonoscopia a partir de los 50 años como rutina son revisiones imprescindibles para poder diagnosticar un cáncer de colon de forma precoz y establecer un tratamiento conservador, que contribuye a aumentar los porcentajes de supervivencia. Sin embargo, la próstata sigue siendo la gran asignatura pendiente tanto del sistema sanitario como de cada uno de los hombres que no están sensibilizados con el hecho indiscutible de que acudir, al menos una vez al año, a la consulta del urólogo puede ayudar no solo a disminuir la mortalidad por este tipo de cáncer, sino a que la calidad de vida sea mucho mayor tras el tratamiento.

También es importante conocer los síntomas generales, aunque con frecuencia son demasiado inespecíficos, para que nos sirva como alerta y motivo para acudir a la consulta de nuestro médico de familia: pérdida de peso sin una causa determinada, cansancio generalizado, falta de apetito, cambios de carácter y a veces la aparición de episodios de fiebre sin un motivo claro.

A este cortejo sintomático, general y difuso, se unen los síntomas específicos por la agresión del cáncer en el órgano afectado: bultos o nódulos en las mamas o en los testículos, aparición de sangre en la deposición —una vez descartadas las hemorroides—, problemas al eliminar la orina —que incluso puede tener un color sonrosado por la presencia de sangre—, alteraciones del ritmo intestinal, sangrado vaginal sin tener relación con la menstruación, tos persistente y ronquera, o cambios importantes en un lunar o una verruga.

El siguiente paso en el diagnóstico es realizar las pruebas más significativas, como el análisis de sangre con determinados marcadores antitumorales: CEA o antígeno carcinoembrionario, relacionado con el cáncer de colon y recto; el CA-125, antígeno vinculado con el cáncer de ovario, y las mutaciones de los genes BRCA1 y BRCA2, ya analizadas en el capítulo 8, en el que estudiamos el cáncer de mama, y que también se relacionan con el cáncer de ovario. El PSA, conocido como antígeno prostático específico, ya no se utiliza como hace años como determinante directo del cáncer de próstata, aunque sí para el seguimiento de su evolución.

Las pruebas diagnósticas por imagen, que mejoran día a día gracias al avance de la tecnología, son fundamentales para llegar a un diagnóstico de precisión: radiografía convencional, mamografía digital, ecografías, gammagrafías, endoscopias (gastroscopia, colonoscopia), tomografía axial computarizada (tac o escáner), resonancia magnética nuclear (RMN) y la tomografía por emisión de positrones (PET y PET-TAC).

El diagnóstico definitivo se logra mediante estudios anatomopatológicos analizando, cada vez con más precisión, el material que procede de las distintas biopsias, que será la prueba que determine el tipo de células que han originado el cáncer. Este momento es definitivo para analizar su grado de invasión y el pronóstico, y establecer el mejor tratamiento personalizado.

¿Por qué no disponemos todavía de un tratamiento eficaz contra el cáncer?

Mientras Hipócrates (460-370 a. C.) defendía que lo mejor era no aplicar ningún tratamiento al cáncer, el médico griego Galeno de Pérgamo (129-216 d. C.) defendía que la mejor forma de acabar con la enfermedad era la extirpación quirúrgica, pero sobre todo con el diagnóstico temprano de la enfermedad.

La mortalidad por cáncer en Europa se ha reducido de manera significativa en los últimos veinticinco años gracias a los continuos avances en la investigación de nuevas terapias específicas contra la enfermedad. A pesar de no disponer del tratamiento eficaz para la curación de todos los tipos de cáncer, hoy podemos hablar de esperanza de vida, incluso de supervivencia y curación en muchos casos, gracias al diagnóstico precoz, a los cada vez más frecuentes programas educativos y preventivos y, sobre todo, a los avances científicos de la medicina individualizada y personalizada, que nos ofrece cada día nuevas alternativas terapéuticas gracias al conocimiento del genoma humano.

En la actualidad disponemos de un tratamiento específico para cada tipo de cáncer y del momento en que se haya detectado, sin embargo la indicación quirúrgica no es siempre la primera ni la única opción terapéutica.

Hoy contamos con los mejores tratamientos personalizados y protocolizados, debido a los recientes y prometedores avances en oncología médica y cirugía oncológica, la radiología intervencionista, la radioterapia con haces de protones, la farmacología oncológica con la nueva terapia dirigida apoyada en la terapia biológica y los nuevos tratamientos genéticos e inmunológicos y los anticuerpos monoclonales, apoyados por los modernos modelos de predicción matemáticos de la posible evolución clínica.

La sanidad pública española cuenta con excelentes especialistas en oncología en cada una de sus áreas, los mejores métodos diagnósticos disponibles y los hospitales más punteros, y nos ofrece también la posibilidad de contar con una segunda opinión, para que tanto el paciente como la familia dispongan de la máxima seguridad en cada caso.

Como ejemplo de la esperanza que todos debemos tener en la batalla contra esta enfermedad sirvan las recientes investigaciones del gran investigador español Joan Massagué Solé, director del Instituto Sloan Kettering de Nueva York, que ha publicado los resultados de su pionera investigación en la prestigiosa revista *Nature Cancer*, demostrando el origen de las metástasis de esta enfermedad y la forma de poder luchar contra ellas.

Sabemos que el 90 % de la mortalidad por cáncer se debe casi siempre a su gran potencial en la formación de metástasis en diferentes lugares de nuestro organismo y la capacidad de estas para vencer a nuestras defensas. Hasta ahora, todos pensábamos que las metástasis de un cáncer se desarrollaban a través de las diferentes mutaciones de sus células originales; sin embargo, los trabajos del doctor Massagué demuestran que las células metastásicas *hackean* un mecanismo de reparación natural del cuerpo humano en las heridas y lo utilizan para extender el cáncer a otros órganos.

¡Seamos por tanto optimistas ante el cáncer! Este es el talante que debemos tener ante esta enfermedad, porque cada día contamos con muchos y nuevos motivos para seguir viendo la botella medio llena.

¿Qué podemos hacer para prevenir el desarrollo del cáncer?

En muchas ocasiones la prevención del cáncer depende de las políticas gubernamentales en materia de medio ambiente, industria, trabajo y programas educativos dirigidos a la población general. Hoy, por ejemplo, sabemos que el amianto, utilizado durante muchos años en la construcción como aislante, es cancerígeno y que si no existiera el tabaco, el número de cánceres de pulmón descendería en más del 90 %, igual que ocurre con el exceso de alcohol y el cáncer de hígado.

Pero también es indiscutible que evitar determinadas prácticas de riesgo, como he insistido en varios capítulos de este libro, es fundamental para ganarle la batalla al cáncer.

Así, mientras el agente cancerígeno, como hemos dicho anteriormente, está presente en el tabaco, la conducta de riesgo vendría representada por el hecho de fumar, o de estar en un ambiente de fumadores, en calidad de fumador pasivo.

También nuestra dieta mediterránea tiene mucho que ver con la prevención del cáncer de esófago, estómago, mama, próstata, colon y recto. Son muchos los estudios que relacionan el excesivo consumo de grasas animales y de calorías con la posible aparición de un cáncer, así como el hecho de no incluir la fibra natural de las frutas, verduras y hortalizas en nuestra alimentación. También se han vinculado con el desarrollo de estos cánceres el consumo de alimentos ahumados, las salazones y las carnes rojas, cuando se abusa de su consumo.

Nuestros hábitos a la hora de comer son importantes porque los alimentos o bebidas muy calientes pueden dañar la mucosa del esófago, pudiendo ser la lesión primaria que favorezca el desarrollo de un cáncer a ese nivel.

El alcohol es otro de los factores que, ingerido en exceso, constituye un verdadero factor de riesgo, que sin duda puede llegar a desencadenar un cáncer en la boca, la laringe, la faringe o en el esófago, sobre todo por la irritación que produce en las mucosas, y especialmente el cáncer de hígado.

Y no olvidemos que las largas exposiciones al sol sin el debido factor de protección constituyen el factor de riesgo fundamental para el desarrollo del melanoma, el cáncer de piel más agresivo, que tiene muy mal pronóstico.

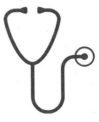

El Código Europeo contra el Cáncer

Modificando nuestros hábitos de vida y cumpliendo el Código Europeo contra el Cáncer, podremos ganarle la batalla a esta enfermedad en la gran mayoría de los casos:

1. No fume. Y si es fumador, intente dejar de fumar y no lo haga delante de otras personas.
2. Si bebe alcohol, sea moderado en su consumo.
3. Aumente la ingestión diaria de frutas, verduras frescas y cereales de alto contenido en fibra y limite el consumo de grasas animales.
4. Controle el exceso de peso y sobre todo la obesidad. Realice alguna actividad física de intensidad moderada todos los días.
5. Evite la exposición al sol sin la debida protección, especialmente durante la infancia.
6. Respete estrictamente las normas destinadas a rehuir cualquier tipo de exposición a las sustancias consideradas cancerígenas.
7. Consulte al médico si nota algún bulto, una herida que no cicatriza, un lunar que cambia de forma, tamaño o color, o cualquier pérdida anormal de sangre.

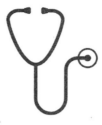

8. Acuda a su médico en caso de problemas persistentes como tos, ronquera, cambio en sus hábitos intestinales o en la emisión de orina, o bien ante una pérdida injustificada de peso.

9. En el caso de ser mujer, visite a su ginecólogo periódicamente y participe en los programas de detección precoz de cáncer de mama y de útero. Y si es hombre, acuda a la consulta del urólogo al menos una vez al año.

10. No se olvide de participar en los programas de cribado para detectar precozmente el cáncer de colon y recto.

15

Doctor, ¿por qué duele tanto la menstruación?

El término clínico con el que los médicos nos referimos al dolor de la regla o menstruación es el de dismenorrea, que desde luego no es igual en todas las mujeres, ni en frecuencia ni en intensidad.

Durante el ciclo menstrual o periodo, que viene a durar una media de 28 días, existen diferentes cambios hormonales que se encargan de preparar el revestimiento interno del útero, el endometrio, para albergar el óvulo fecundado y garantizar la máxima seguridad de un potencial embarazo.

Cuando el óvulo no ha sido fecundado, el organismo entiende que ya no es necesario mantener el engrosamiento del endometrio y comienza su descamación como si de una herida fisiológica se tratara. Esta se acompaña de pequeñas hemorragias que duran entre 3 y 5 días, tiempo durante el que se expulsa la sangre por la vagina.

Esa descamación y desprendimiento de las capas superiores del endometrio se produce por la disminución de los estrógenos y la progesterona, y también tiene lugar un aumento de prostaglandinas. Estas son las sustancias químicas que provocan las contracciones uterinas para expulsar la sangre, y que son la razón de los cólicos abdominales o pélvicos que se acompañan con el dolor «normal» de la regla, en forma de pinchazos y calambres más o menos intensos en la parte baja del abdomen, en la pelvis, que aparecen dos o tres días antes de la menstruación y que van disminuyendo de forma paulatina durante los siguientes días.

En ocasiones, la regla implica también dolor de cabeza, cansancio y fatiga, hinchazón abdominal, mamas más sensibles y algún cambio de humor.

El dolor considerado como normal rara vez es indicio de enfermedad, pero ya saben que siempre es mejor prevenir que curar, por lo que cuando resulta verdaderamente incapacitante para realizar las actividades cotidianas, el trabajo o el estudio, y se repite durante varios ciclos menstruales, la mejor recomendación es consultar con el ginecólogo, ya que puede ser la señal del comienzo de alguna enfermedad, como es el caso de quistes ováricos, miomas uterinos o una endometriosis, que el ginecólogo descartará a través de la exploración clínica y una ecografía abdominal.

De todos modos, conviene que entre todos ayudemos con rigor científico a desterrar los mitos que todavía existen en torno a la menstruación: no es posible un embarazo durante el periodo; se engorda con la regla; siempre indica que ha existido una ovulación; no se puede hacer ejercicio físico, ni bañarse, ni lavarse el cabello porque la regla se corta y la sangre queda acumulada en el útero; es perjudicial tener relaciones sexuales durante la menstruación; la regla es necesaria para limpiar y desintoxicar el organismo, etc.

Pero de todos ellos el más peligroso para nuestra salud es el que asegura que tener dolor es lo más normal y no hay que quejarse porque «son cosas de mujeres», por lo que no hay que ir al médico ni tomar ningún medicamento. Un mito que, además de no ser cierto, conlleva un alto riesgo porque el dolor puede ser el aviso de alguna enfermedad. Esta creencia tiene su origen en una sociedad machista y una ciencia médica que hasta ahora ha sido especialmente masculinizada, olvidando a la mujer en la mayoría de los estudios y ensayos clínicos.

Por supuesto, el dolor, cuando existe —pues no siempre está presente—, necesita de la atención de la mujer y del ginecólogo, y debe tratarse de la forma más conveniente en cada caso.

El dolor es fruto del proceso inflamatorio fisiológico que hemos comentado y que se acompaña de un aumento de prostaglandinas, de modo que los medicamentos más recomendados serán los antiinflamatorios y los analgésicos que inhiben su secreción, pero a dosis bajas. Se trata de medicamentos que se pueden adquirir en la farmacia sin receta, aunque siempre es conveniente contar con el consejo del médico y la enfermera del centro de salud, o del farmacéutico. Estos medicamentos son:

- Antiinflamatorios no esteroideos que inhiben la secreción de prostaglandinas como:
  - Ibuprofeno de 400 mg: un comprimido cada 6-8 horas y hasta un máximo de 2,5-3 g al día.
  - Naproxeno de 250 mg: un comprimido cada 8 horas y sin exceder la dosis de 1 g al día.
- Paracetamol de 650 mg: un comprimido cada 8 horas, como analgésico, porque también inhibe la secreción de prostaglandinas. En ningún caso se tomará más de 2,5-3 g diarios.
- Mucho cuidado con el ácido acetilsalicílico (aspirina) y derivados, porque influyen en el proceso de coagulación aumentando la hemorragia menstrual.
- En determinadas situaciones el ginecólogo puede indicar la toma de anticonceptivos hormonales con el fin de regular el ciclo menstrual, que también contribuirá a disminuir las reglas dolorosas. Se pueden utilizar en forma de pastillas, parches transdérmicos, anillos vaginales o en forma de diu hormonal (dispositivo intrauterino con hormonas).

Pero, además de los medicamentos, o mejor dicho, antes de decidir tomarlos, es conveniente aplicar estos métodos que ayudan y mucho a aliviar el dolor de la regla:

- Almohadilla o manta térmica, durante 15-20 minutos y con una potencia suave.
- Baños calientes y masajes abdominales: el calor relaja el útero y alivia el dolor como en cualquier proceso inflamatorio.
- Ejercicio físico, pues potencia la secreción de endorfinas, nuestras hormonas naturales, que son analgésicas.
- Alimentación rica en fibra para evitar el estreñimiento.
- Infusiones calientes de manzanilla que tienen un efecto analgésico y antiinflamatorio.
- Técnicas de relajación como el yoga.
- También se ha demostrado que los orgasmos son beneficiosos porque ayudan a aumentar la secreción de endorfinas que, aparte de disminuir el dolor, aumentan el bienestar en general.

16

Doctor, ¿qué pasa cuando llega la menopausia?

La menopausia es una etapa biológica y vital de la mujer que aparece en torno a los 45 y 50 años, que se acompaña de una serie de cambios fisiológicos y emocionales. No se ha de entender como una enfermedad, aunque es cierto que, como consecuencia del cese de actividad de los ovarios, pueden aparecer riesgos importantes para la salud de la mujer como las enfermedades cardiovasculares y la osteoporosis, que podemos prevenir, o como el cáncer de mama, que podemos diagnosticar de forma precoz como explicamos en el capítulo 8.

Cada vez son más mujeres las que conviven con la menopausia gracias al aumento de la esperanza de vida que supera ya los 85 años. Concretamente en España, de los 22 millones de mujeres, más de 8 millones pueden verse afectadas por la menopausia y, de ellas, más de la mitad padecen en silencio sus molestias sin acudir al ginecólogo porque no saben identificar en su organismo lo que denominaremos como «señales de cambio».

¿Existe la menopausia en los hombres?

En el caso de los hombres recibe el nombre de andropausia, y se relaciona directamente con los cambios hormonales vinculados con el envejecimiento, y que también deben ser considerados como biológicamente normales y no como una enfermedad.

Las señales de cambio en este caso se deben a la disminución progresiva y gradual a lo largo de los años de los niveles de testosterona: reducción del deseo y la actividad sexual, distintos grados de disfunción sexual, alteraciones del sueño, aumento de la grasa corporal y en algunos casos incluso sudores y sofocos.

El urólogo y el andrólogo son los especialistas que deben diagnosticar esta situación con la revisión anual que todos los hombres deberíamos hacer, y con los niveles de testosterona detectados en un análisis de sangre; pero en ningún caso se debe comenzar un tratamiento hormonal sin la recomendación de los especialistas.

La menopausia no es una enfermedad

No se trata de una enfermedad, sino de una etapa del ciclo vital en la que, como consecuencia del envejecimiento de los ovarios, disminuye la secreción de hormonas, estrógenos y progesterona, que son las responsables de los cambios físicos y emocionales que pueden afectar a la calidad de vida de la mujer. Este es uno de los mitos más importantes que deberíamos desterrar todos, incluso los médicos, porque es cierto que seguimos leyendo y escuchando que se trata de una enfermedad, algo que realmente afecta de forma significativa a la autoestima de la mujer y contribuye a aumentar el estigma social que la acompaña en esta etapa: «mi mujer está menopáusica» o «mi madre está con la menopausia» son expresiones muy frecuentes y muy erróneas, con las que se trata de justificar los cambios emocionales que acompañan a la menopausia.

No es una enfermedad y así lo confirman los expertos: es un cambio hormonal más en la vida, como sucede también con la menarquia o primera menstruación; no es una enfermedad porque la situación hormonal en sí misma no conlleva síntomas que son los que definen la existencia de una enfermedad. La Real Academia Española define «síntoma» como la «alteración del organismo que pone de manifiesto la existencia de una enfermedad y sirve para determinar su naturaleza».

La mujer que convive con la menopausia no está enferma, sino que se halla en un proceso de transformación muy profunda y progresiva, por lo que tiene que aprender a identificar lo que hemos denominado señales de cambio, y que no son síntomas. Pero también hemos de tener en cuenta que, a la consulta del médico, en este caso del ginecólogo, no solo se debe acudir cuando se está enferma, sino para realizar las revisiones adecuadas y mantener el mejor estado de salud.

¿Cómo influye la menopausia en la salud de la mujer?

La menopausia se caracteriza por lo que yo denomino «jubilación de los ovarios», es decir, el cese de la función ovárica y reproductiva que conlleva el fin de la maduración de nuevos ovocitos y de la secreción de los estrógenos, hormonas que protegen a la mujer de enfermedades cardiovasculares. Se considera clínicamente la menopausia cuando ha pasado un año desde la última regla. Antes y durante 2 o 6 años, la mujer puede notar algunos cambios fisiológicos en el periodo que llamamos perimenopausia, mientras que denominamos climaterio al conjunto de estas etapas y que puede durar hasta 2 y 6 años después de la última regla. También se entiende como climaterio el periodo de tiempo durante el cual la mujer pasa de la vida reproductiva a la no reproductiva, lo que nunca se ha de entender como un fracaso, sino como una fase del ciclo biológico de la mujer.

La menopausia no es igual en todas las mujeres y suele acompañarse de un patrón de la regla anómalo, cambios vasomotores, psicológicos, metabólicos, musculoesqueléticos, del ritmo del sueño, genitourinarios y de la piel.

La falta progresiva y paulatina de estrógenos afecta a la piel, como consecuencia de la carencia de colágeno, que es su elemento de sostén, lo que hace que pierda su elasticidad y se haga presente la piel envejecida, que con frecuencia se incrementa por la acción de las radiaciones ultravioletas acumuladas durante toda la vida.

También se puede ver afectada la mayor parte del aparato genitourinario: la vulva, la vagina, el útero y la vejiga; paulatinamente aparece una atrofia que a veces se acompaña de una sensación de picor o quemazón, y se reduce claramente la lubricación vaginal.

La vagina es un órgano con múltiples receptores estrogénicos, por lo que su disminución puede producir sequedad de la vulva y la vagina, dificultando la penetración en el acto sexual y provocando molestias o dolor (dispareunia), lo que provoca que surja poco a poco el miedo a las relaciones sexuales, que la mujer sufre en silencio por vergüenza.

Esto no significa que la menopausia sea el final de la vida sexual como se dice con frecuencia, porque con el tratamiento adecuado se puede seguir disfrutando del sexo de una forma activa, saludable y placentera.

Por otra parte, la atrofia de la mucosa de la vejiga y la uretra puede ser la causa de infecciones urinarias como la cistitis y de pequeñas pérdidas de orina, llegando a veces a una franca incontinencia urinaria, que aparecerá también como consecuencia de la debilitación de los músculos del suelo pélvico, que son los que sostienen tanto a la vejiga como a la uretra y al útero, por lo que es recomendable practicar los ejercicios de Kegel con frecuencia para fortalecerlos, y que explicaremos luego.

Las alteraciones vasomotoras como las palpitaciones, las cefaleas, los sofocos y las sudoraciones nocturnas pueden afectar a la calidad de vida de una de cada cuatro mujeres, y suelen durar una media de 4 a 6 años, aunque pueden ser más molestas y duraderas en las mujeres fumadoras y que tienen sobrepeso.

También la falta de estrógenos se asocia con un aumento de la grasa corporal y cambios en su distribución, acumulándose más en los glúteos, la cintura y la zona abdominal con lo que, de no controlar el peso con nuestra dieta mediterránea, puede desencadenar un verdadero riesgo de aumentar el colesterol y alterar el perfil lipídico, además de poder desarrollar riesgo coronario, hipertensión arterial, diabetes *mellitus* tipo 2 y otras enfermedades cardiovasculares.

Recordemos que el perímetro abdominal saludable debe ser menor de 88 centímetros en la mujer y de 102 centímetros en el hombre, y si se supera, entramos en la zona de riesgo del sobrepeso y la obesidad.

También la osteoporosis puede estar desencadenada por la falta de estrógenos durante la menopausia; se caracteriza por la reducción de la masa ósea, lo que da lugar a una disminución de la talla y a que los huesos sean más frágiles, por lo que pueden aparecer fracturas en las vértebras, en la cadera y en las muñecas ante una caída en la que se apoyan las manos como protección.

Con el fin de detectar esta enfermedad de forma precoz, se realizará una densitometría en cada revisión anual ginecológica y el especialista establecerá el tratamiento más oportuno en cada caso, además de recomendar una dieta rica en derivados del calcio, un ejercicio físico regular y tomar el sol con el factor de protección personalizado, para favorecer la secreción de vitamina D por la piel, imprescindible para que el calcio de nuestra dieta pueda llegar a los huesos. Y siempre teniendo presente que el consumo de tabaco, café y alcohol no son nada recomendables, porque hoy sabemos que son tóxicos indiscutibles para la salud de nuestros huesos.

Y si bien es cierto, como hemos dicho, que la menopausia no debe entenderse como una enfermedad, sí que hemos de tener presente que muchos de los cambios hormonales a los que nos hemos referido pueden ser el origen de distintas enfermedades, por lo que es fundamental aprender a identificar las señales de cambio y acudir a la consulta del ginecólogo.

¿Cómo mejorar la calidad de vida durante la menopausia?

Es primordial que la mujer sepa detectar a tiempo todas las señales de cambio y que las comente con su ginecólogo, que será quien mejor pueda aconsejarle la solución idónea en cada caso y de forma personalizada, con medicamentos o sin ellos:

- Geles y lubricantes íntimos y otros productos hidratantes para disminuir la sequedad vaginal, aumentar la sensibilidad de los genitales y facilitar su vida sexual activa.
- Estrógenos locales en forma de óvulos, comprimidos y cremas vaginales.
- Tratamiento hormonal sustitutivo cuando sea necesario, con la administración de estrógenos y progesterona que cada vez son más seguros.
- Tratamiento con las nuevas técnicas de láser no invasivas en manos del ginecólogo para mejorar la atrofia vaginal y aumentar la firmeza, la elasticidad y la lubricación de la vagina.
- Melatonina para ayudar a conciliar el sueño cuando sea necesario, como explicamos en el capítulo 4.
- Fitoestrógenos, que son compuestos biológicamente activos que producen de forma natural las plantas y que, por poseer un efecto estrogénico, sirven para paliar las alteraciones vasomotoras en muchas oca-

siones. Un claro ejemplo lo tenemos en las bebidas de soja, que son ricas en isoflavonas.

- Los ejercicios de Kegel para potenciar los músculos del suelo pélvico, que contraemos voluntariamente cuando estamos orinando y con los que detenemos el flujo de la orina o cuando tratamos de evitar la expulsión de gases o aguantar la defecación. Se trata de hacer diez ejercicios de contracción y relajación, acompañados con respiraciones lentas y profundas, al menos tres veces al día.

- Experimentar nuevas formas de placer en la vida sexual, tanto en solitario como en pareja, teniendo presente que la satisfacción sexual no siempre llega a través del coito.

- Y, por supuesto, cumplir siempre con nuestra saludable dieta mediterránea, equilibrada, variada y pobre en grasas animales, y además practicar ejercicio físico de forma regular y progresiva.

Rompamos los mitos en torno a la menopausia

Muchas mujeres viven con resignación esta importante etapa de su vida, como si fuera algo natural sufrir todos los inconvenientes y alteraciones producidos por la menopausia, sin saber que la inmensa mayoría tiene solución. Esta forma de afrontar la menopausia se debe fundamentalmente a los mitos y tabúes que todavía existen en torno a esta fase vital de la mujer. Entre las leyendas sobre la menopausia, se encuentran:

- «La menopausia llega de repente». No es cierto. Muchas mujeres notan los cambios entre 2 y 8 años antes de la última menstruación, que pueden durar entre 2 y 6 años. Por eso es importante que todas las mujeres aprendan a identificar las señales de cambio que hemos comentado.
- «Son los achaques típicos de la edad y es sinónimo de vejez». Aunque es cierto que la menopausia aparece a partir de los 50 años como media y que los ovarios envejecen, no se debe obviar que muchos de los problemas tienen solución.
- «Son cosas naturales de la mujer y no hay que ir al médico porque no necesita ningún tratamiento». Nada más lejos de la realidad por dos razones fundamentales: todas las mujeres deben acudir a la revisión con su ginecólogo una vez año y, además, es este profesional quien puede ofertarle la solución más adecuada en cada caso.
- «Es el final de la vida sexual». Tampoco es cierto. Aunque, como hemos explicado, la disminución de estrógenos implica una debilidad de la elasticidad de los genitales y un aumento de sequedad vaginal, se trata de una etapa en la que la práctica del sexo resulta mucho más placentera por ser mucho más segura y sin miedos al embarazo,

siempre que sigamos las recomendaciones del ginecólogo.

- «El sobrepeso de la menopausia no tiene tratamiento». Totalmente falso porque, aunque es cierto que se puede aumentar de peso y que la distribución de la grasa corporal se modifica, este riesgo se puede evitar con nuestra dieta mediterránea y la práctica de ejercicio físico moderado, progresivo y continuado.
- «La mujer deja de ser atractiva». Es un mito que, entre todos, debemos desterrar, porque es la etapa en la que la mujer, siempre que se cuide, seguirá siendo atractiva y seductora, incluso más que antes de la menopausia, pero para ello debe empezar por gustarse a sí misma.
- «El tratamiento con hormonas siempre produce un cáncer de mama». No es cierto en absoluto. Aunque hace años pudieran existir algunas dudas razonables, hoy todos los estudios científicos avalan la eficacia y la seguridad del tratamiento hormonal sustitutivo respetando los resultados de la evidencia científica.

¿Es peligroso el tratamiento hormonal sustitutivo?

Según la mayoría de los expertos, la administración de estrógenos y progesterona es el tratamiento de elección y más eficaz para el alivio de las alteraciones vasomotoras, y siempre se realiza por parte del ginecólogo una vez analizado cada caso de forma personalizada, valorando tanto el riesgo personal como los antecedentes familiares de tromboflebitis o cáncer de mama.

Hoy disponemos de diferentes medicamentos que pueden ser aplicados por vía oral, transdérmica o vaginal, y la decisión deberá siempre ser consensuada con la mujer en cada caso.

Este tratamiento cuenta con la máxima seguridad gracias a las dosis mínimas efectivas y durante el tiempo necesario contrastadas por todos los estudios científicos, y a la reevaluación continuada en la consulta, cada 3-6 meses en el primer año y luego anuales, durante un máximo de 5 años.

Reflexiones finales en torno a la menopausia

La menopausia es una etapa en la que pueden coexistir otras situaciones importantes como la andropausia del hombre, la adolescencia de los hijos y posiblemente su independencia —que puede desencadenar el conocido «síndrome del nido vacío»—, la vejez de los abuelos, la jubilación laboral y las posibles enfermedades que van apareciendo con el paso de los años.

Por todo ello es importante reflexionar sobre la realidad de que la menopausia no es solo cosa de mujeres; se trata de una etapa biológica tan importante y vital de la mujer que debe ser conocida y entendida por su familia, sobre todo por su pareja e hijos, para que desde el conocimiento aprendan a apoyarla y ayudarla a superar las posibles dificultades derivadas de sus cambios fisiológicos y psicológicos, que hemos denominado señales de cambio. Es fundamental practicar una comunicación clara, abierta y directa, fomentada en la aceptación y la tolerancia para mantener la mejor armonía familiar.

La buena comunicación en familia, hablando sin reparos de la situación que vive la mujer, conlleva muchas ventajas: mejora la relación de pareja y su vida sexual activa, saludable y placentera, y también la relación con los hijos, que podrán entender que los cambios anímicos y de humor de su madre, cuyo responsables son los estrógenos, son algo natural y evolutivo y que no se trata de una enfermedad, aunque a veces necesite un tratamiento personalizado por parte del ginecólogo.

Por otra parte, los empresarios y empleadores también deberían conocer la relación de la menopausia con el mundo laboral de la mujer, para facilitar la conciliación laboral que a veces es imprescindible para mejorar la salud de la mujer trabajadora, pero también la productividad en el trabajo.

Y recuerden que, tanto en la menopausia en la mujer como en la andropausia en el hombre, «el sexo no tiene canas, si se tienen ganas», aunque siempre con protección y de forma segura porque, aunque prácticamente no existe riesgo de embarazo de la mujer en esta etapa vital, sí que lo hay de contraer una infección de transmisión sexual.

17

Doctor, me encanta tomar el sol en verano. ¿Por qué puede ser peligroso para mi piel?

Es difícil encontrar alguna persona a la que no le guste tomar el sol, especialmente en verano, y no solo por sus múltiples efectos beneficiosos para nuestra salud —como la prevención de la osteoporosis—, sino porque esta moda que impuso, entre otros, Coco Chanel en los años veinte ha hecho del bronceado de nuestra piel un elemento esencial para resultar más atractivos.

El sol, que es nuestro mejor aliado para la salud, puede llegar a ser también nuestro mayor enemigo por ser el causante al año de más 50.000 cánceres de piel o melanomas en el mundo y más de 4.000 en España; un cáncer que se ha triplicado en número de casos en los últimos 5 años y que es especialmente agresivo, de difícil tratamiento y con muy mal pronóstico si no se detecta a tiempo.

Por ello es esencial saber por qué, cuándo y cómo protegernos adecuadamente ante las radiaciones solares, para prevenir las lesiones de la piel, que posee la característica de acumular los efectos del sol, consecuencia de su «memoria selectiva y acumulativa». De este modo, siempre debemos recordar que «la piel perdona, pero no olvida».

Mientras que los rayos infrarrojos son los responsables del calor que sentimos, las insolaciones y los golpes de calor, los rayos ultravioletas A y B son aquellos que producen los cambios en las células de nuestra piel para llegar a producir su bronceado. Sin embargo, como consecuencia de la paulatina alteración de su ADN, provocan las tan molestas quemaduras solares, las arrugas y sobre todo el melanoma.

Los rayos UVA penetran hasta el interior de la piel y son los responsables de su envejecimiento precoz y de la aparición de arrugas, mientras que los rayos UVB se quedan en las capas superficiales y son los que producen las quemaduras de la piel y el melanoma.

Todos los estudios científicos demuestran que el riesgo de padecer un cáncer de piel es directamente proporcional a la exposición al sol sin la protección adecuada. Se trata de disfrutar del sol y broncear nuestra piel, pero siempre con el factor de protección solar (FPS) más adecuado para nuestro tipo de piel y el color de los ojos y el cabello, que son los rasgos que identificarán nuestro fototipo personal. Este depende directamente de la concentración de melanina de nuestra piel, e indicará el FPS que necesitamos:

- Fototipo I: piel muy clara y lechosa. Cabello pelirrojo, con muchas pecas y ojos muy claros. Nunca se broncean y son las personas que con más frecuencia sufren las quemaduras solares. El FPS recomendable es 50+, que es el de máxima protección.
- Fototipo II: piel clara, pelirrojos o rubios y con muchas pecas; ojos azules o verdes. Se broncean muy poco y también se queman con frecuencia. Deben emplear un FPS 50+.
- Fototipo III: piel clara, pelo castaño y ojos castaños claros. El FPS recomendado es 50+.
- Fototipo IV: piel morena, pelo castaño oscuro, ojos castaños. Se aconseja un FPS 30.
- Fototipo V: piel morena, ojos oscuros y pelo castaño muy oscuro. El FPS apropiado será 30.
- Fototipo VI: piel negra. Son personas que nunca se queman gracias a la alta concentración de melanina en su piel, pero el cáncer puede aparecer en las extremidades inferiores, en la cadera y sobre todo en los pies, por lo que siempre deben utilizar un FPS 15.

¿Cómo debemos tomar el sol para que sea saludable?

Para poder disfrutar del sol y cuidar la salud de nuestra piel y de todo nuestro organismo, lo mejor es hacerlo con sentido común y seguir las siguientes recomendaciones:

- Empezar a tomar el sol de forma gradual: el primer día no exceder los 15 minutos, y luego ir aumentando cada día otros 10 minutos hasta llegar a un máximo de 50-60 minutos de exposición prolongada y siempre con el FPS personalizado.
- Utilizar siempre el FPS recomendado para cada fototipo y aplicarlo al menos 20 minutos antes de tomar el sol, ya que es el tiempo que tardan los filtros químicos en actuar sobre la piel.
- No olvidar aplicar el FPS en el cuero cabelludo, si tenemos alopecia o calvicie, y en la cara, especialmente en las orejas, la nariz y los labios.
- Renovar esta aplicación cada 2-3 horas y siempre al salir del agua, aunque se trate de un producto *waterproof*.
- Evitar la exposición al sol entre las 13 y las 17 horas, porque en esos momentos los rayos solares son más perpendiculares y lesivos al estar el sol más alto.
- No olvidar aplicar el FPS en las zonas que durante todo el año han estado protegidas del sol: las mamas si se hace toples o los glúteos si se utiliza un bañador tanga.
- En los días nublados también debemos aplicar el FPS porque, aunque no notemos calor, las radiaciones ultravioletas A y B atraviesan las nubes y llegan a nuestra piel.

- Es recomendable utilizar sombrillas con protección solar ultravioleta que bloqueen la acción directa del sol sobre nuestra piel.

- Debemos emplear gafas de sol, siempre homologadas por la Unión Europea y que sean capaces de absorber el 100 % de los rayos ultravioletas.

- Usar una gorra o un sombrero de ala para proteger la nariz y el cuero cabelludo, sobre todo en las personas calvas, aunque también son necesarios para evitar insolaciones en los niños y las personas mayores.

- La ropa de color oscuro nos protege más de los rayos del sol, pero nos dará más calor, mientras que la ropa clara o blanca es más fresquita, aunque no nos protege del mismo modo de los rayos solares.

- En invierno también podemos disfrutar del sol especialmente en temporada de nieve; los rayos del sol se reflejan en esta y también llegan a nuestra piel y a nuestros ojos.

- Recordemos que «estar moreno no protege», y la creencia de que el bronceado exime de utilizar un FPS es falsa.

- Eduquemos a nuestros niños desde muy pequeños, en la escuela y en casa, ya que la piel tiene memoria selectiva y acumulativa de las radiaciones que recibe durante toda la vida.

18

Doctor, ¿estamos preparados para luchar contra los virus? ¿Y para una nueva pandemia?

Los acontecimientos de los últimos veinte años otorgarán al siglo XXI el título de «el siglo de la vulnerabilidad inesperada»; hoy es indiscutible que nadie puede escapar a los efectos de los desastres naturales, a los atentados terroristas y a las epidemias y pandemias causadas por bacterias y virus contra los que no tenemos armas suficientemente eficaces.

Los atentados del 11 de septiembre de 2001 contra Estados Unidos, en Nueva York y Washington, demostraron que la mayor potencia del mundo también es vulnerable, aunque nadie lo esperaba. De igual modo nos sucedió en España con los tristes atentados de Atocha en marzo de 2004, y tantos otros que continuamente dejan desvalida a la humanidad en todo el mundo.

El calentamiento global del planeta y el cambio climático afectan directamente a nuestro medio ambiente y nos enfrentan a tsunamis, terremotos y continuas inundaciones que, aunque casi siempre se ceban en las poblaciones más pobres como ha ocurrido recientemente en Haití, a todos nos conciernen porque hoy no se puede ni se debe entender a ningún país de forma aislada de los demás. Sin olvidar el desastre de la isla de La Palma, consecuencia de las recientes erupciones del volcán de Cumbre Vieja, que siempre quedará en nuestra memoria.

La globalización del planeta y los continuos avances en la tecnología favorecen la movilidad en todo el mundo, lo que, siendo muy beneficioso para todos, también hemos de considerarlo como el factor desencadenante de las recientes epidemias y pandemias protagonizadas por bacterias y virus, como es el caso de la COVID-19, a la que nos estamos enfrentando y contra la que todavía la humanidad no ha conseguido la solución definitiva.

Conviene recordar que, en los dos últimos siglos, los avances de la ciencia médica y de la investigación han marcado tres hitos fundamentales por los que podemos gozar de un aumento de la esperanza de vida, que hoy supera los 82 años en España (80 en el hombre y 85 en la mujer). Pero, haciendo honor a la verdad, hemos de recordar que estos tres hitos se deben a la importancia de la observación clínica y epidemiológica y a verdaderas serendipias de la ciencia, es decir, hallazgos fruto de la casualidad: la higiene de las manos, la vacuna de la viruela y el descubrimiento del primer antibiótico, la penicilina.

La higiene de las manos salva vidas

Hoy nadie discute esta aseveración tan importante y de tan bajo coste económico, porque previene multitud de intoxicaciones alimentarias y de infecciones nosocomiales, que son las que se desarrollan en los pacientes ingresados en un hospital. Gracias al uso generalizado de las mascarillas y sobre todo de la higiene de las manos, con agua y jabón o con gel hidroalcohólico, la incidencia de estas enfermedades ha disminuido de forma notable, como hemos vuelto a comprobar desde que llegó a nuestras vidas la COVID-19.

En 1847, el médico húngaro Ignaz Semmelweis demostró que lavarse las manos salvaba a muchas mujeres de la muerte durante el periodo del posparto. La unidad de maternidad donde trabajaba contaba con dos alas; en la primera, atendida por comadronas, las muertes de madres a consecuencia de infecciones y fiebre puerperal eran muy elevadas, pero en la segunda, que estaba a cargo de médicos y estudiantes de medicina, la tasa de mortalidad era aún mayor y superaba el 10 %.

Como parte de su formación, los médicos y estudiantes de la clínica realizaban autopsias a diario y luego, sin solución de continuidad, sin lavarse las manos, atendían a las pacientes en el parto, con resultados funestos. Las comadronas no participaban en esas autopsias y eso explicaba que el nivel de fallecimientos en su caso fuera menor.

Semmelweis hizo que los estudiantes, los médicos y las matronas se lavaran las manos con una solución de hipoclorito cálcico antes de atender a las mujeres, lo que disminuyó la tasa de mortalidad de forma muy significativa, hasta el 1 o el 2 %.

Como en tantas ocasiones en la historia de la medicina, los «negacionistas», que siempre han existido, no aceptaron la evidencia de estos espectaculares resultados, defendiendo que las mujeres no podían morir por culpa de los profesionales, y simplemente por no lavarse las manos.

Semmelweis perdió su empleo y terminó sus días en un sanatorio psiquiátrico donde falleció en 1865, según algunas fuentes, de una infección generalizada o de trastornos relacionados posiblemente con el alzhéimer. No obstante, en las siguientes décadas se descubrieron los gérmenes y se comprendió su comportamiento, a partir de las investigaciones de Louis Pasteur y Robert Koch. Años más tarde en 1867, Joseph Lister fue el pionero de la antisepsia en la cirugía, que incluía el lavado de manos en profundidad con un éxito espectacular. Afortunadamente hoy sabemos que lavarse las manos salva vidas, pero… ¿somos conscientes de ello en nuestro día a día?

Las vacunas salvan vidas

Esta es otra evidencia clínica que desde el rigor de la ciencia es indiscutible, aunque como estamos comprobando de nuevo ahora con la COVID-19, los negacionistas siguen sin aceptar los resultados de los estudios publicados.

Hoy disfrutamos de las vacunas en todo el mundo debido a una de las serendipias más importantes de la ciencia, una casualidad, pero que, para que sea cierta, necesita siempre de un «ingenio adicional», como sucedió en 1796 y gracias a Edward Jenner, conocido como el padre de la inmunología por descubrir la primera vacuna.

Jenner escuchó por casualidad a una ordeñadora comentar con una compañera, Sarah Nelmes, «Yo no puedo enfermar de la viruela porque estoy protegida por mis vacas».

Enseguida se dio cuenta de que, efectivamente, las ordeñadoras sobrevivían a esta grave y mortal enfermedad; tenían unas heridas en las manos porque estaban contagiadas de la «viruela vacuna» al tocar las ubres infectadas de sus vacas al ordeñarlas. Jenner tomó una muestra de una de esas heridas de las manos de Sarah, que se conocen como pústulas, y se la inyectó a través de una incisión en la piel del brazo a James Phillips, un niño sano de 8 años que luego se infectó de la viruela humana y no enfermó, porque era inmune gracias a la viruela de las vacas.

Por supuesto, hoy no se hubiera aceptado esta forma de investigar porque Jenner no respetó las mínimas exigencias de la ética; a pesar de ello y los negacionistas, sus propios colegas, acuñó el término «vacuna» porque el suero inoculado procedía de las vacas. En aquellos tiempos incluso la Iglesia se posicionó en contra de los resultados de la vacuna que salvó al mundo, porque vacunar a los niños era un acto anticristiano, aunque años más tarde, cuando se empezó a demostrar su eficacia, los sacerdotes la recomendaban desde el púlpito.

Merece la pena recordar que en España también tenemos una curiosa historia con la vacuna de la viruela. La expedición filantrópica de Balmis fue la protagonista del primer programa de educación sanitaria en todo el mundo y la primera misión humanitaria de la medicina preventiva. El 30 de noviembre de 1803, el rey Carlos IV, que había perdido a una de sus hijas por la viruela, apoyó esta expedición dirigida por el doctor Francisco Javier Balmis y puso a su disposición el navío María Pita, con el que llevó la vacuna a todo el Imperio español —Canarias, Venezuela, Colombia, Ecuador, Perú, Filipinas— y a China.

Viajaban en el barco 22 niños huérfanos, que eran inoculados con la vacuna para que el virus durara durante toda la travesía, porque ellos constituían la verdadera vacuna en niños vivos. La inoculación fue realizada por Isabel Zendal Gómez, una enfermera gallega que también se ocupaba de explicar los beneficios de la vacuna a la población general, una verdadera campaña de educación sanitaria.

La historia de esta expedición fue recogida por el cine español con la película *22 ángeles*, dirigida por Miguel Bardem con guion de Alicia Luna y protagonizada por María Castro, Pedro Casablanc y Octavi Pujades.

Además, recientemente, y como un merecido homenaje a esta expedición filantrópica y al valiente trabajo de esta enfermera, el Gobierno madrileño ha creado el hospital Enfermera Isabel Zendal, un recurso que ha sido un verdadero acicate en los primeros momentos de la pandemia del SARS-CoV-2.

El primer caso documentado de viruela, enfermedad que en el siglo XX provocó más de 300 millones de fallecimientos, lo padeció el faraón Ramsés V hace más de 3.000 años; afortunadamente el 8 de mayo de 1980, y en su XXXIII Asamblea, la Organización Mundial de la Salud declaró erradicada la enfermedad en todo el mundo, lo que deja claro que las vacunas salvan vidas, pero… ¿cumplimos todos con los calendarios de vacunación infantil y de los adultos?

Los antibióticos salvan vidas

El descuido totalmente perdonable de Alexander Fleming salvó millones de vidas en todo el planeta gracias al descubrimiento de la penicilina. Este se conoce como «la serendipia del descuido».

Fleming fue un científico escocés cuyo laboratorio nunca estaba muy limpio; era muy inteligente, pero algo despistado y desordenado. Se fue de vacaciones a finales de julio de 1928, dejando realmente manga por hombro su laboratorio del hospital St. Mary's Medical School de la Universidad de Londres; estaba cultivando la bacteria *Staphylococcus aureus* en varias placas de Petri, y olvidó una de ellas en el poyete de una ventana, que dejó abierta.

Al volver de vacaciones, descubrió que algo había contaminado uno de sus cultivos y pensó que lo mejor era tirar todas las placas y comenzar de nuevo. La historia cuenta que, al hacer limpieza en los pisos superiores, pudo caer polvo en una de esas placas, entre ellas, la que estaba en el borde de la ventana; luego el calor fue lo que provocó el aumento de las esporas de los hongos.

El ingenio adicional que se necesita siempre cuando aparece el azar o la suerte le hizo pensar a Fleming, y se dio cuenta de que una de las placas se había contaminado por un moho verde, que hizo que no creciera la bacteria que estaba cultivando y denominó al hongo *Penicillium notatum*: había descubierto la penicilina gracias a un descuido…, un descuido totalmente perdonable.

Como él mismo dijo al recoger su Premio Nobel en 1945, «a veces se encuentra lo que uno no está buscando».

Desde el 14 de mayo de 1964, este escocés custodia la plaza de las Ventas en Madrid con un monumento del escultor Emilio Laiz Campos, en el que un torero le brinda su faena montera en mano: «A sir Alexander Fleming en agradecimiento de los toreros», por su gran descubrimiento que tantas vidas salvó y seguirá salvando.

Todas las investigaciones realizadas dejan patente, pues, que los antibióticos salvan vidas, pero, si somos conscientes de esta evidencia, ¿por qué cada día aumenta la automedicación, que es la causa de tantas resistencias a los antibióticos?

¿Estamos realmente preparados para afrontar la COVID-19 y las nuevas pandemias que pudieran aparecer?

La crisis mundial provocada por la COVID-19, unida al continuo cambio climático, nos ha recordado que hoy vivimos en un mundo interconectado y que asistimos a un desafío global que necesita una respuesta coordinada, en el que los países desarrollados tienen una gran responsabilidad porque tienen más y mejores recursos. Cada vez es más necesario potenciar entre todos la humanización, la globalización y la solidaridad.

El cambio climático sigue protagonizando los argumentos de muchos negacionistas, a pesar de todas las investigaciones científicas que estudian el proceso de calentamiento de la Tierra y con resultados contundentes en todos los sentidos, que nos colocan a todos como verdaderos responsables del efecto invernadero, que es la consecuencia directa de la contaminación y el calentamiento del planeta, con temperaturas cada vez más altas, que además de favorecer el incremento de los devastadores incendios, también influyen de una forma decisiva en el crecimiento de nuevos patógenos, especialmente los virus que ponen en jaque continuamente nuestra salud.

Cada vez más estudios, como el publicado en la revista *Science of the Total Environment*, apuntan con rigor sobre la posibilidad de que el cambio climático, con veranos cada vez más calurosos y húmedos, unidos a inviernos muy secos, haya sido uno de los factores desencadenantes de la pandemia de COVID-19, como consecuencia de la creciente emisión de gases de efecto invernadero.

La pérdida de la biodiversidad de animales y plantas, que actúa como verdadero escudo protector, puede desencadenar la expansión de nuevos virus al poder «saltar» con mayor facilidad al ser humano, situación que se da en casi el 75 % de las enfermedades emergentes que infectan a las personas y que conocemos como zoonosis; proteger la biodiversidad y fomentar los ecosistemas sostenibles es una verdadera obligación de todos los países y de todos los ciudadanos.

¿Qué podemos hacer cada uno de nosotros para acabar con la COVID-19?

¿Seremos capaces de cambiar nuestra actitud ante la salud del planeta para evitar nuevas pandemias como la COVID-19?

Hoy, que tan orgullosos estamos de los avances de la ciencia y gracias a los que ya conocemos nuestro genoma completo, necesitamos seguir poniendo en práctica estos descubrimientos de la medicina, dentro de nuestros hábitos de vida saludable.

Para luchar contra la COVID-19, desde el principio ha sido recomendable e imprescindible fomentar la higiene de las manos con jabón o con gel hidroalcohólico, y el cumplimiento de las vacunas, al tiempo que seguimos buscando el tratamiento más eficaz para acabar definitivamente con la pandemia.

No estábamos preparados en febrero de 2020 y tampoco lo estamos ahora, pero... ¿qué podemos y debemos hacer cada uno de nosotros para mitigar los efectos de este cruel coronavirus?

- Sin duda, se hace necesaria la transparencia y la responsabilidad de todos los políticos, gobernantes y autoridades sanitarias, pero también cada uno de nosotros debemos potenciar nuestra responsabilidad, por salud y por solidaridad.
- Es imprescindible un mando único, centralizado y coordinado. No cabe duda de que la falta de coordinación entre las comunidades autónomas y entre todos los países del mundo ha sido y está siendo una de las debilidades que deberían corregir todos los gobiernos y la Organización Mundial de la Salud.
- Necesitamos un plan estratégico coordinado a nivel nacional y respetando los resultados de las investigaciones y sugerencias del grupo de expertos, del que todavía adolecemos.
- Hemos conocido muchos planes estratégicos de vacunación, cuando con lo que hay que contar es con un único plan para toda España y coordinado por el Ministerio de Sanidad. Asistimos cada día a dema-

siados cambios en este sentido, dependiendo del color político de cada comunidad autónoma.

- ¿Debería ser obligatoria la vacunación contra la COVID-19? Cada día existen más y más argumentos para llegar a tomar esta decisión que debería ser al menos discutida en el seno del Parlamento español, como se está tratando de hacer (aunque de forma muy tímida) en el seno de la Unión Europea. No se debe aceptar que cualquier trabajador del sistema sanitario, público o privado, o de una residencia de mayores, pueda atender a los pacientes sin estar vacunado. ¿No es obligatorio vacunarse si se quiere ir de vacaciones a un país donde exista una enfermedad endémica como la fiebre amarilla o la meningitis? ¿No es obligatorio el uso del cinturón de seguridad en el coche, por el bien del conductor y del resto de pasajeros? Cumplir con las vacunas es un claro ejercicio de responsabilidad; recordemos el triste caso de la muerte de un niño de Olot por difteria, al no querer vacunarle sus padres.

- Es indispensable que, entre todos, consigamos neutralizar a los grupos antivacunas, que no han nacido con la COVID-19. Merece la pena recordar el fraude del doctor Wakefield cuando publicó en la prestigiosa revista *The Lancet* que la vacuna del sarampión provocaba un aumento de casos de autismo entre los niños. Aunque se tardó demasiado tiempo, afortunadamente en 2010 un artículo publicado en

British Medical Journal, otra revista médica de gran prestigio, demostraba que los resultados de Wakefield eran fruto de una falsificación premeditada, un claro fraude a la ciencia que se acompañaba de evidentes intereses económicos. Pero el daño ya estaba hecho; todavía hoy hay muchos padres que se niegan a vacunar a sus hijos e hijas contra el sarampión, una enfermedad que tiene una alta mortalidad, por miedo a que puedan desarrollar autismo.

- Las mascarillas ya forman parte de nuestra nueva vida y han evitado muchas muertes, además de que gracias a su uso generalizado también han disminuido otras enfermedades respiratorias como la gripe, las complicaciones en las personas alérgicas y las intoxicaciones alimentarias. Pero es fundamental que se coloquen de forma adecuada, cubriendo la nariz y la boca completamente, y cambiarlas con frecuencia dependiendo de las instrucciones de cada fabricante.

- La distancia física, que no personal ni social, es otro de los elementos imprescindibles para evitar el contagio de la COVID-19 y, sobre todo, ante las nuevas variantes como delta y, especialmente, la ómicron, que aunque sean menos mortales, en general, son mucho más contagiosas. Se ha demostrado que la distancia de seguridad debe ser de 1,5 metros, aunque recientemente y sin fundamento científico, en los colegios se ha disminuido a 1,2 metros.

- Debemos contar con continuos y frecuentes estudios de serología, con el fin de conocer los porcentajes de personas que han pasado la enfermedad, incluso de forma asintomática, que servirán de apoyo fundamental para ir modificando los protocolos asistenciales y de prevención de acuerdo a los resultados obtenidos.

- De igual modo, hemos de potenciar la realización de las pruebas de antígenos y de PCR. Hoy, y después de innumerables solicitudes por parte de los especialistas, el Ministerio de Sanidad permite que cualquier persona consiga un test de antígenos sin receta médica en las farmacias, pero lo ideal sería que estos establecimientos pudieran contactar directamente con la correspondiente consejería de sanidad para que podamos saber el número de pruebas y los resultados obtenidos, pero esta decisión se está haciendo esperar.

- El pasaporte COVID está demostrando que respeta la intimidad de las personas, al tiempo que facilita la movilidad y la recuperación económica, una de las secuelas sociales más importantes de esta enfermedad.

- Una vez más la vuelta al colegio ha carecido de una coordinación centralizada y rigurosa; cada comunidad autónoma ha tomado medidas diferentes en cuanto al uso de mascarilla, la distancia física durante el recreo, el número de niños que deben formar parte de las burbujas o grupos estables, y de los protocolos de cuarentena ante un caso positivo.

- ¿Entienden los gobiernos del mundo que estamos ante una pandemia mundial? Cada día se hace más necesario que los gobiernos autoricen y faciliten la liberación de patentes de las vacunas, con el fin de que puedan llegar a todos los países del mundo. No se puede ser triunfalista como está ocurriendo en España y otros muchos países por que se llegue al 90 % de personas vacunadas, pues la pandemia continuará y con nuevas variantes del virus si no se vacunan todos los ciudadanos del mundo, como ocurrió con la viruela.

- La crisis mundial a la que estamos haciendo frente debería entenderse como una verdadera oportunidad para el cambio de las actitudes de todos los gobiernos del mundo, potenciando la idea de una nueva reindustrialización ante el coronavirus, y especialmente en cuanto a la producción de mascarillas, test de antígenos y PCR y respiradores.

- Para ello es fundamental potenciar la investigación a todos los niveles y sobre todo en relación con las nuevas vacunas y medicamentos; aumentar la I + D + i tiene que ser el norte de todos los gobiernos que gozan del potencial económico suficiente, como es el caso de España.

- Y, sin duda alguna, debemos mejorar el sistema sanitario público con inversiones a todos los niveles:

recursos económicos, materiales y humanos. Por otra parte, es fundamental cambiar la orientación actual de la asistencia basada en el «hospitalocentrismo», para potenciar de forma especial el nivel de atención primaria a través de los centros de salud.

- Crear verdaderas unidades funcionales COVID y post-COVID, basadas en equipos multidisciplinares e interdisciplinares para hacer frente a las secuelas de la enfermedad y también a los casos de «Long-COVID» o COVID persistente.

- La fatiga pandémica, el síndrome de estrés postraumático y muchas más situaciones relacionadas con la esfera mental hacen necesario potenciar la salud mental en la red de atención primaria y que no esté centrada exclusivamente en los hospitales. Para ello hay que aumentar las plazas de psicólogos clínicos en los centros de salud.

- Los medios de comunicación, internet y las redes sociales siempre han de considerarse como la gran ayuda para todos los ciudadanos del mundo por su inmediatez. Pero, como estamos comprobando, también debemos tener presente los riesgos de su mal uso, muchas veces de forma intencionada, para confundir a la población con los mensajes de los negacionistas y los conocidos como *influencers* negativos; en nuestras manos está convertirnos en *influencers* positivos para tratar de neutralizar tantos mensajes que dañan no solo la credibilidad, sino la salud de todos.

Hoy sabemos que siempre es «mejor prevenir que curar», el mensaje definitivo para poder hacer frente a esta pandemia y para estar preparados para próximas situaciones parecidas, que sin duda existirán si no ponemos todos de nuestra parte. Por ello se hace cada vez más necesario recordar a todos lo que he venido en denominar como «fórmula de la seguridad ante la COVID-19»:

$$3 M + 2 V$$

3 M: mascarillas, metros de distancia física
e higiene de manos
2 V: ventilación y vacunas

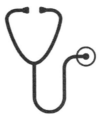

Decálogo para disfrutar de una vida saludable

Vida honesta y arreglada
usar de pocos remedios
y poner todos los medios
de no alterarse por nada;
la comida moderada,
ejercicio y diversión,
no tener nunca aprensión,
salir al campo algún rato,
poco encierro, mucho trato
y continua ocupación.

Escuela médica de Salerno,
Regimen Sanitatis Salernitanum, 1066

La felicidad y la salud no solo consisten en dar años a la vida, sino en ser capaces de llenar esos años de una vida activa, productiva y saludable, con una visión positiva y disfrutando del trabajo y de nuestra merecida jubilación. Y de eso trata precisamente este decálogo que les incluyo como cierre y resumen de mi modesta colaboración para

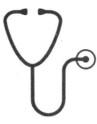

lograr un envejecimiento saludable, activo y productivo, y que les recomiendo que recuerden y pongan en práctica.

1. Acudamos a nuestros chequeos preventivos una vez al año; el objetivo es detectar precozmente enfermedades que nos pueden limitar la cantidad y la calidad de vida, como el cáncer (de mama, de colon y de próstata, sobre todo), la osteoporosis, la diabetes *mellitus*, la hipertensión arterial o un aumento de colesterol sanguíneo, riesgo fundamental de las enfermedades cardiovasculares.

2. Incluyamos en nuestra vida diaria la saludable dieta mediterránea, que será sin duda alguna nuestro mejor seguro de vida al prevenir especialmente las enfermedades cardiovasculares, la primera causa de muerte evitable.

3. Entonemos un no absoluto al tabaco y aprendamos a ser más tolerantes con los fumadores, ayudándolos siempre que sea posible en el sano propósito de dejar de fumar. Recuerde que esto siempre es posible con la ayuda de profesionales, y que será una de las decisiones más importante de su vida.

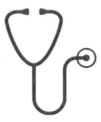

4. No abusemos nunca del alcohol, pues no es nada cardiosaludable. En el caso del vino, las dosis recomendables serán, como siempre, una copita en la comida y otra en la cena. Y tenga en cuenta que el 50 % de los accidentes de tráfico tienen al alcohol como protagonista de excepción.

5. Hagamos un hueco en la agenda diaria para incorporar la práctica de una actividad física saludable, pero sin llegar a la fatiga, y realizarla de forma diaria y mantenida en el tiempo. Por ejemplo, caminar 40 o 45 minutos al día es una forma muy positiva de disfrutar de la vida.

6. Lo más recomendable es dormir al menos entre 6 y 8 horas al día y, si es posible una siesta, que sea de 20 a 30 minutos, para conseguir el necesario sueño reparador y saludable.

7. Evitemos las largas exposiciones al sol y hagámoslo siempre con el factor de protección solar adecuado y personalizado, para prevenir el melanoma y otros cánceres de piel y retrasar su envejecimiento.

8. Huyamos de la automedicación y hagamos un uso racional de los medicamentos, y nunca abandonemos los tratamientos que nos aconseje nuestro mé-

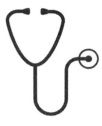

dico. Por otra parte, haciendo un uso más frecuente de los medicamentos genéricos, que son seguros, eficaces y más baratos, estaremos contribuyendo a disminuir el gasto público.

9. Incorporemos a nuestra vida una relación sexual segura y saludable, para evitar los embarazos no deseados y las infecciones de transmisión sexual. Recordemos que el amor y la ternura hacen que sea el corazón, más que los genitales, lo que tome el rumbo de una vida sexual sana y equilibrada.

10. No olvidemos cumplir el calendario de vacunaciones de nuestros hijos, que contribuye de forma eficaz a evitar tantas enfermedades: sarampión, rubeola, paperas, hepatitis, difteria, tétanos, tosferina, neumonía, meningitis y el virus del papiloma humano; y recuerde que también tanto usted como su familia deben vacunarse contra la COVID-19, la gripe y el neumococo.

Y hagamos todo lo posible para evitar que aparezca «el fantasma de la soledad obligada», que es uno de los mayores factores de riesgo para nuestra salud mental. Se trata de tener una visión positiva de la vida y comunicarnos con todas las

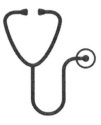

personas que nos rodean, tanto en el trabajo como en la familia y en nuestro núcleo de amistades. De este modo estaremos contribuyendo rotundamente a la prevención de las «enfermedades de la incomunicación»; compartir las alegrías y la felicidad supone más alegría, y compartir las tristezas, menos tristeza.

Recuerde nuestro lema para gozar de un envejecimiento activo, productivo y saludable:

Mucho trato, poco plato y mucha suela de zapato.

Epílogo

Si ha leído con cierta atención estas páginas, seguro estoy de que ha encontrado respuestas certeras a muchas de las preguntas que se hace cuando toma conciencia de sí mismo.

Quizá haya prestado especial cuidado a alguna de las cuestiones que el espectador anónimo le ha planteado al doctor. Y habrá visto con qué claridad Jesús Sánchez Martos aborda el complejo lenguaje de la medicina, poniendo al alcance de todos términos y conceptos difíciles.

El doctor Sánchez Martos es catedrático de Educación para la Salud. Y por suerte para todos nosotros, vive con pasión la labor de educar, que no otra cosa es la divulgación sanitaria. Su propósito es llevar hasta todos nosotros la idea clara de que la salud no es solo cuestión médica. Que la salud es —o debe ser— una ocupación de cada uno de nosotros.

Y digo ocupación porque, como ya dijimos muchas veces, de la salud hay que ocuparse, no preocuparse. Porque, cuando llega la preocupación, ya se empieza a ir con retraso.

Eso es lo importante: ser conscientes de que en la salud interviene desde el agua que bebemos hasta el aire que respiramos, lo que comemos y lo que nos movemos. Y nuestra genética, claro. Como bien define el decálogo final de este libro, visto con la perspectiva adecuada, la salud es ni más ni menos que una forma de vida.

Tenemos que acostumbrarnos a pensar en la salud como algo que debemos conservar, no remendar; a tener un concepto global de la salud y a pensar que en salud se puede uno cuidar sin tener por ello que vivir amargado, que es lo que mucha gente cree.

Hay quien piensa que hablar de salud es renunciar a todos los placeres. Y no es así. Nadie prohíbe tomar una copa o comer un día un buen cocido. Nadie prohíbe eso. Lo que no se puede recomendar es la copa diaria, la fabada, el cochinillo y el cordero, todo junto y, además, el hábito de fumar. Recuerde que todos los expertos dicen que si se erradicara el tabaco del mundo, se daría el mayor paso en pro de la salud pública desde que se dispuso del agua corriente.

Un epílogo no es más que un punto final. Y yo, que durante tantos años proclamé aquello de «más vale prevenir», quisiera poner ese punto diciendo algo que tanto Jesús Sánchez Martos como yo compartimos. En una ocasión me preguntaron cuál sería el ideal, la meta de la divulgación sanitaria. Y creo que quedó resumido en una frase:

que el ciudadano tenga una idea general de la salud tan clara como para que acuda al médico cuando realmente lo necesita.

Y este libro puede ayudar a ello.

RAMÓN SÁNCHEZ-OCAÑA

Anexo

Números de teléfono de emergencias: 112 y 061

El **112** es el número de emergencias general, común en toda la Unión Europea, para acceder a servicios de urgencias de cualquier tipo, no solo sanitarias. La llamada es gratuita y el servicio está disponible las 24 horas del día. Las demandas de asistencia sanitaria recibidas en el 112 son derivadas al **061**. El 112 es un número de teléfono único para todo el territorio nacional, pero la atención telefónica se presta a través de las Comunidades Autónomas. A continuación ofrecemos enlaces a las páginas web de los servicios de cada comunidad.*

* Fuentes:
<https://www.proteccioncivil.es/catalogo/info112/>
<https://administracion.gob.es/pag_Home/va/Tu-espacio-europeo/derechos-obligaciones/ciudadanos/asistencia-sanitaria/numeros-urgencia.html>

Páginas web

Andalucía: https://www.juntadeandalucia.es/temas/salud/urgencias/urgencias.html

Aragón: https://112aragon.aragon.es/

Principado de Asturias: https://www.astursalud.es/noticias/-/noticias/unidad-de-coordinacion-del-programa-marco-de-atencion-a-urgencias-y-emergencias-sanitarias-samu-

Islas Baleares: https://www.ibsalut.es/samu061/es/ciudadano/que-hacer-en-caso-de

Canarias: http://www.112canarias.com/web/

Cantabria: https://112.cantabria.es/conoce-el-112

Castilla y León: https://112.jcyl.es/web/es/emergencias-castilla-leon.html

Castilla-La Mancha: https://112.castillalamancha.es/

Cataluña: https://112.gencat.cat/es/el-112/que-es-el-112/index.html

Comunidad Valenciana: https://www.112cv.gva.es/es/que-es-el-112

Extremadura: http://www.juntaex.es/112/

Galicia: https://www.axega112.gal/es/content/quienes-somos

Comunidad de Madrid: http://www.madrid.org/112/

Región de Murcia: https://www.112rmurcia.es/

Comunidad Foral de Navarra: http://www.navarra.es/home_es/ Temas/Seguridad/112-SOS+NAVARRA.htm

País Vasco: https://www.euskadi.eus/gobierno-vasco/ emergencias-112/

La Rioja: https://www.larioja.org/emergencias-112/es/sos-rioja/uso-112

Ciudad Autónoma de Ceuta: https://www.ceuta.es/112/ paginas/que.html

Ciudad Autónoma de Melilla: https://www.melilla.es/ melillaportal/contenedor.jsp?seccion=s_fact_d4_v1.jsp&cont enido=29841&nivel=1400&tipo=2&codResi=1&evento=1

Agradecimientos

Tengo tanto que agradecer...

A mis alumnos, por el entusiasmo que siempre me han transmitido, y a mis compañeros de la Universidad.

A todos los pacientes que me han permitido compartir sus vivencias y aprender a superar tantos problemas.

A todos los profesionales responsables de los diferentes medios de comunicación social que siguen dándome la oportunidad de hacer realidad mi sueño de la divulgación de la salud.

A todos los oyentes de mis programas de radio durante más de cuarenta años; a todos los seguidores de los programas de televisión en los que he participado durante tantos años, especialmente a los de mi sección de salud de *Sálvame*, en Telecinco; a todos los seguidores de mi cuenta de Twitter (@jsanchezmartos). A todos ellos mi eterno agradecimiento por su gran fidelidad.

A Gonzalo Eltesch Figueroa, editor de este libro, y al excelente equipo de Penguin Random House, por confiar en mi modesta participación en su línea editorial.

Y un especial agradecimiento a «la vida», por permitirme llenar de ilusión, felicidad y vocación tantos años vividos.

Gratitud es cuando los recuerdos
se guardan en el corazón y no en la mente

LIONEL HAMPTON